SUR LE CHEMIN D'UN

CORONAVIRUS

ISBN (livre) : 978-2-37692-231-5
ISBN (eBooks) : 978-2-37692-232-2

Corrections : Anne Le Borgne-David (*Au plaisir de vous lire*)
Mise en pages papier et édition numérique : Libres d'écrire
Création de la couverture : Libres d'écrire
Illustrations de couverture : © Andry Razafindramboa / Freepik.com

Libres d'écrire est un label de IS Edition, Marseille.
www.libresdecrire.com

Andriamampionona Razafindramboa

Sur le chemin d'un
Coronavirus

libres d'écrire

« Il faut savoir que les choses sont sans espoir. Et tout faire pour les changer. »

RAINER MARIA RILKE

Une tendre pensée à mon épouse Lanto, qui par sa patience et son soutien indéfectible, m'apportent réconfort et apaisement dans les moments d'incertitude.
À mes enfants Andry et Estelle, deux merveilleux cadeaux du ciel dont je suis très fier. Certainement la plus belle réussite dans ma vie !
À toutes ces personnes en France et partout dans le monde entier, visibles ou non, qui se sont données corps et âme pour être au service des autres, des plus faibles, des plus démunis dans la traversée de cette période inédite de notre histoire contemporaine.

SUR LE CHEMIN D'UN CORONAVIRUS

Bloquée dans la zone commerciale de Balma-Gramont, ce samedi 17 novembre 2018, j'étais surprise par l'ampleur du mouvement social spontané, non structuré qui prenait son origine dans la diffusion, essentiellement par les réseaux sociaux, d'appels à manifester contre l'augmentation du prix des carburants automobiles issue de la hausse de la taxe intérieure de consommation sur les produits énergétiques (TICPE). Le soir, devant mon poste de télévision, j'apprenais que le ministère de l'Intérieur avait dénombré 282 000 manifestants, dont près de 4 000 pour le département de la Haute-Garonne.

Ce mouvement social s'exprimait de différentes manières : des barrages filtrants, des opérations escargot, des blocages de stations-services et de centres commerciaux... J'étais profondément choquée par l'intensité de la violence de certaines de ces actions : la destruction de biens publics, les incendies, les débris de barricades qui jonchaient les avenues. Au départ, l'ambiance était souvent bon enfant, puis elle se détériorait progressivement avec l'entrée en piste des casseurs portants gilets jaunes, masques sur le visage, lunettes de protection et cagoules. S'ensuivaient alors des jets de pavés et des bris de verre, des gaz lacrymogènes, des jets d'eau... et un énième mouvement de foule. Voir ces scènes en boucle sur quelques chaines de télévision m'était insupportable, malgré mon caractère frondeur. Je comprenais parfaitement certaines revendications sociales contre la hausse des taxes, les baisses de salaire et du pouvoir d'achat... mais ne pouvais cautionner l'usage de la violence.

Énervée du volant, je n'appréciais vraiment pas la mesure de limitation de la vitesse à 80 km/heure, laquelle a été un déclencheur plus important de cette fronde sociale inédite, comparativement à l'augmentation des taxes sur le carburant. Selon une enquête parue dans « Auto-Plus », en 2015, un radar placé dans une zone dangereuse rapporte trois fois moins qu'un radar installé dans une zone « sans risque », le premier flashant 4 774 fois par an, contre 12 000 fois par an pour le second. Or, plus de la moitié (52 %) des radars en France ne sont pas placés sur des routes dangereuses. Ainsi, l'argument majeur et honorable d'utiliser ces radars pour la sécurité routière tombe à l'eau. L'automobiliste lambda a le sentiment catastrophique qu'il s'agit plutôt d'une pompe à fric, d'un racket légal.

Le mensonge engendre un énorme problème de confiance vis-à-vis des autorités, d'autant plus que l'exemple ne vient pas toujours d'en haut. En 2014, « Auto-Plus » révélait, en effet, que certains membres de l'équipe gouvernementale s'arrangeaient avec le code de la route en ne se privant pas de griller les feux, de faire de grands excès de vitesse ou de rouler à contresens avec des escortes très importantes.

En bonne Gauloise, j'aime jouer avec les règles établies, et parfois même les défier. Je suis une adepte des excès de vitesse, j'aime prendre les transports en commun sans ticket, crapoter un joint ou rechercher l'ivresse au fond d'un verre. Je carbure à l'adrénaline et je suis un gilet jaune de la première heure, une contestataire, une rebelle !

Finalement, ce mouvement social qui a duré 16 mois et quatre jours a occasionné officiellement 11 décès, 4 439 blessés (au 4 octobre 2019), 10 718 gardes à vue, 3 100 condamnations et 400 peines de prison ferme avec mandat de dépôt (novembre 2019). Le rapport parlementaire du mois de juillet 2019 évoquait une perte de 2 milliards d'euros, soit 0,1 % du PIB pour les centres commerciaux et un surcoût pour la puissance publique (30 millions d'euros pour les collectivités, 46 millions d'euros pour les heures supplémentaires des forces de l'ordre mobilisées chaque samedi, 71 millions d'euros pour la remise en état des radars détruits).

1

Cela fait six mois désormais que je profite d'une vie relativement paisible dans le Gers, en Occitanie, où je suis installée depuis le premier janvier 2019.

Après mes années d'études de médecine sur Toulouse, j'étais à la recherche d'un endroit précis : en dehors d'une grosse agglomération, avec un climat relativement clément.

Ainsi, au hasard des remplacements, je suis arrivée un jour de printemps dans la ville d'Auch, préfecture du Gers. Le docteur Anglade m'a reçue dans son cabinet en plein centre-ville, une demi-heure avant le début de ses consultations médicales. Je me suis garée aisément dans le vaste parking du cabinet, sur l'une des trois places réservées au personnel. Que c'était agréable de ne pas tourner en rond pour dénicher un emplacement !

— Bienvenue Mademoiselle, vous êtes ici au pays du bon vivre, de l'histoire et de l'art culinaire. Je suis sûr que vous allez vous plaire dans le fief de d'Artagnan. Avez-vous fait bon voyage ?

— Pour une fois, j'ai roulé doucement pour profiter du paysage. Vous avez de la chance de vivre dans une si belle région !

— Vous savez, cela a été un choix personnel à la fin de mes études à Paris. J'aspirais au calme de la campagne et souhaitais fuir au plus vite le métro, boulot, dodo des grandes villes ! Au début, il m'a fallu du temps pour trouver mes marques, me fondre dans un nouveau décor et connaître peu à peu les gens d'ici. Je ne regrette rien !

— Et comment sont les Gersois ? Demandé-je, timidement.

— Comme leur héros populaire qu'est d'Artagnan, Charles de Batz de Castelmore de son vrai nom. Avez-vous lu ce célèbre roman d'aventure d'Alexandre Dumas ?

— Des trois Mousquetaires, Aramis était mon héros !

— Généralement, les Gascons sont réputés pour être excessifs en tout, dans l'adversité comme dans la passion. Ce sont des gens indépendants et aventuriers. Connaissez-vous l'illustre Auscitain Jean Laborde dont le buste est érigé en ville sur les allées Lagarrasic ? D'ailleurs, son homonyme, l'un de nos collègues, a été maire de la ville durant plus de 18 ans et député plus de 19 ans !

— Mais vous avez des célébrités dans la région ! Je ne le connais pas du tout ! Pourriez-vous m'éclairer ?

— Chasseur de trésor à l'âge de 26 ans à bord du navire le *Saint-Roch*, il s'échoua avec son équipage sur la côte est de Madagascar en 1831, pris dans une violente tempête après sept longs mois de vaines recherches. Par la suite, il joua un rôle prépondérant auprès de la royauté Merina de ce pays. Avec son génie, il fut l'artisan du premier

complexe industriel de l'île sur Mantasoa. On y produisait à l'époque des fusils, de la faïencerie, de la verrerie, de la papeterie... En 1861, Napoléon III le nomma premier Consul de France à Madagascar.

— La prudence s'impose donc avec des gens au caractère aussi bien trempé ! Soupirais-je.

La quarantaine passée, le docteur Anglade n'est pas natif de la région. Ce passionné d'histoire a un air naïf et doux, les cheveux châtains, les yeux noirs et une fine moustache dessinant sur sa lèvre supérieure une ligne d'une rectitude parfaite.

Ce jour-là, il m'a fait visiter son cabinet de conception moderne. Éclairée par la lumière du jour, la spacieuse salle d'attente comportait des sièges en plastique de style nordique et une table basse compacte au look naturel, recouverte de magazines.

Une fontaine décorative se dressait au milieu de la pièce, apportant une pure détente et une vraie tranquillité avec le doux clapotis de l'eau. Dans un coin, un espace de jeux proposait une cabane en plastique aux couleurs vives. Les enfants pouvaient y exprimer leur imagination débordante.

L'ensemble de la décoration et de l'aménagement du cabinet dégageait un climat de convivialité et témoignait du sérieux de ce praticien, structuré et consciencieux. Le secrétariat étant situé avant les deux bureaux médicaux et celui de la psychologue, Rachel Lacombe jouait un rôle de premier plan dans la qualité de l'accueil des patients.

— Rachel, je vous présente ma nouvelle remplaçante, Jeanne. Elle nous vient toute fraîche de la Ville rose !

— Bienvenue à Auch, Mademoiselle ! répondit-elle le regard fuyant, sans enthousiasme.

— On vous laisse travailler Rachel, je continue la visite avec Jeanne pour lui expliquer le fonctionnement de notre cabinet. À tout à l'heure !

Ce premier contact avec Rachel m'a paru froid et distant. Certes, il s'agit d'un métier difficile qui exige une faculté d'adaptation dans une météo changeante. Dans une même journée, on peut faire face à des personnes agressives, impatientes, inquiètes, pressées, impolies, mais aussi rencontrer des gens respectueux, gentils, sympathiques et reconnaissants. J'étais peut-être dans un jour sans !

Ma première journée de remplacement s'est bien déroulée malgré une crainte compréhensible. J'ai quitté le cabinet le cœur léger et, surtout, plus rassurée.

2

Ce matin, je me trouve sur la terrasse de ma maison située en pleine campagne gersoise. En effet, j'ai décidé de m'installer définitivement dans la région en m'associant au docteur Anglade dans une ambiance confraternelle. J'ai besoin de travailler en équipe et en réseau pour pouvoir échanger ! Loin des grandes routes, entre vallées et coteaux, je savoure chaque instant ce plaisir de me laisser guider par la beauté sauvage de la nature et les panoramas de la chaîne des Pyrénées. Quel contraste avec ma vie d'internat !

La vie d'un interne en médecine n'est pas une sinécure malgré une modification profonde de leur statut et de leurs obligations de service, conformément à la directive 2003/88/CE. Les internes sont des praticiens en formation qui représentent une main-d'œuvre importante des établissements de santé. J'ai connu les journées à rallonge à l'hôpital, le sentiment d'être livrée à moi-même et corvéable à merci ! Il règne au sein des services hospitaliers une atmosphère lourde et oppressante, dans un espace sous pression quasi permanente où les administratifs ont tout pouvoir. Dans ce milieu hiérarchisé, les professionnels, pourtant amenés à travailler en équipe, ont du mal à communiquer. Une hiérarchie et un anonymat qui, *in fine*, nourrissent la solitude dans une ambiance électrique et où les egos sont légendaires. Et je passe sous silence la lourdeur administrative, la grossesse chez les internes, la difficulté de maintenir une vie privée, le manque de reconnaissance... En stage depuis cinq mois dans un secteur, mon chef de service me saluait toujours d'un « Bonjour Laurence » alors que je m'appelle Jeanne !

Heureusement qu'il reste de beaux souvenirs des fêtes mémorables à l'internat ! À travers les siècles et jusqu'à aujourd'hui, l'internat reste le lieu de la solidarité, celui où l'on trouve un soutien face à un quotidien parfois dur à encaisser. Il s'agit d'un lieu de vie à part, un peu hors du temps, et qui permet de forger un groupe uni et soudé, sans distinction d'origine ou de spécialité.

À présent, je suis en Gascogne et ma vie est ici, célibataire à la recherche ou non de l'âme sœur à 28 ans. C'est le destin qui décide après tout ! Fini les déménagements récurrents ne permettant pas de se fondre charnellement dans l'anfractuosité de l'environnement. Je profite de ma liberté en plein air avec les chaînes des Pyrénées en tableau de fond. Petit à petit, comme un oiseau fait son nid, je me suis intégrée dans ce lieu avec mon métier, mes loisirs, mes relations amicales...

Assise confortablement dans un fauteuil, un cigare à la main, je contemple cette fumée qui se dissipe dans l'espace comme mes pensées. Je tiens à ce plaisir primaire, archaïque, ancré dans mon cerveau reptilien !

J'apprécie ce moment de détente, de soulagement pour combler ce manque physique lié à Madame Nicotine. Ce plaisir, emprunté à mon humeur, aux circonstances, à l'ambiance, est aussi hédoniste mais j'aime ça ! Je me complais dans cette illusion...

3

Née dans la région parisienne et dans une famille chrétienne, je suis l'aînée d'une fratrie de deux filles. Ma sœur s'appelle Sophie et travaille dans l'enseignement en zone d'éducation prioritaire (ZEP) en banlieue parisienne. Laurent, son compagnon, est responsable logistique dans une grande société de transport parisien. Ma sœur est une personne aimable, attentionnée et cultivée. Malgré une éducation commune, nous sommes finalement assez différentes et elle m'appelle souvent Jeanne-la-rebelle.

En ce week-end de fin août, je décide de faire une visite surprise à mes parents. Seule ma sœur est au courant du projet et elle devrait venir me chercher à la gare de Montparnasse. Je n'ai pas vu mes parents depuis Noël de l'an dernier. Retraités de la fonction publique, ils mènent une vie paisible dans leur maison de campagne à trois quarts d'heure de Paris en voiture.

Roulant en direction d'Agen, je me fonds dans des paysages anarchiques et complexes. Les collines, les vallons, les coteaux et les vallées au relief modeste alternent sans cesse et offrent une vision multiple du territoire. Au gré de la route, mon regard se promène sur un patchwork de champs, mais aussi d'anciennes fermes différentes les unes des autres par leur taille, leur forme, leur structure en pierre, en brique ou encore en pan de bois...

« De toutes les provinces françaises, celle-ci est la plus discrète : elle ne se livre pas aux touristes hâtifs ni aux voyageurs pressés et, à l'instar des âmes profondes, elle gagne à être connue. La beauté est ici synonyme de discrétion, de modération et de goût [...] car la Gascogne, cette tranche bossue de la France, est la clé véritable et la porte des Pyrénées. », disait Henri Polge, directeur des Archives départementales du Gers et vice-président de la Société archéologique du Gers.

En traversant la Garonne par le pont de Beauregard, à l'approche d'Agen, ma vue se délecte de la beauté du Parc national de Passeligne. Ce parc offre 30 ha de terres avec des cheminements cyclistes ou piétons, des terrains de foot, de rugby, de volley, des aires de jeux... mais aussi 30 ha d'eau avec les lacs de Passeligne et Pélissier. Puis je bascule, comme à l'accoutumée autour des agglomérations, dans un décor peu original avec une succession de commerces en tous genres, d'entreprises, de grandes surfaces...

La ville d'Agen est mondialement connue pour ses pruneaux. C'était le port d'embarquement des pruneaux avant qu'ils rejoignent Bordeaux par la Garonne sur des gabarres, petits bateaux à voile et de hallage. Le prunier s'est établi dans tout le bassin méditerranéen sous l'impulsion des Grecs et des Romains. Cet arbre fruitier est venu de la Chine par la route de la soie. Une nouvelle variété, la prune d'ente, a été élaborée au XIIe siècle par les moines bénédictins de l'abbaye de Clairac, au retour de la troisième croisade. Elle s'est bien adaptée aux terroirs du Sud-ouest, à son climat comme aux conditions de séchage.

Je descends le boulevard Carnot récemment rénové et embelli pour arriver à la deuxième gare d'Aquitaine accueillant 1 200 000 passagers par an. Cette station a été mise en service le 29 mai 1856 par la compagnie des chemins de fer du Midi et du canal latéral à la Garonne. À présent, il s'agit d'un pôle multimodal où se côtoient trains, vélos, taxis et cars depuis les travaux de rénovation et de modernisation débutés en 2014. L'agrandissement du hall a été obtenu grâce à une verrière offrant au public un espace tempéré, été comme hiver. L'accessibilité aux quais pour les handicapés a été facilitée par la construction d'une passerelle de connexion, ainsi que par la mise en place d'ascenseurs.

Je rejoins lentement le nouveau parking de la gare avec ses 870 places de stationnement. Il s'agit d'une structure à deux étages en béton et en métal, très voyante dans sa parure orangée. Munie de ma valisette et de mon sac, je déambule avec nonchalance sur le parvis avant de m'asseoir sur un banc pour pouvoir allumer mon cigare. Une surprise m'attend ce jour-là à l'intérieur de la gare : une ambiance de farniente y règne dans un décor estival ! On se croirait sur une plage de la côte atlantique avec du sable fin, quelques transats et des cabines de plage. Je suis pourtant bel et bien à la gare d'Agen !

Je prends place à bord du TGV, ce fleuron de l'industrie ferroviaire française ouvert au public en septembre 1981, dix-sept ans après la mise en service du Shinkansen au Japon. Nous nous dirigeons à vive allure sur Paris, à plus de 300 km/heure et dans une ambiance Zen.

En effet, on a la possibilité de choisir entre cette ambiance Zen au calme ou l'ambiance Zap pour ceux et celles qui cherchent à créer des liens, échanger avec les autres voyageurs.

Dans son opération Voisins à bord, la SNCF a demandé à l'institut Viavoice de mener une enquête sur les attentes des voyageurs utilisant le TGV. Il en est ressorti que les voyages en train restent « un temps de repos » pour 46 % des voyageurs et « un temps pour soi » pour 33 % d'entre eux. Cependant, la recherche du contact humain est bien réelle, car 65 % des voyageurs interrogés indiquent accorder de l'importance aux relations entre passagers durant un trajet en TGV. Pourtant, seulement 23 % des passagers osent engager une conversation...

Je dors tout au long du trajet avec mon casque audio sur la tête. L'annonce sonore « Vous êtes arrivés en gare de Paris Montparnasse » me réveille trois heures plus tard.

Ouf, je suis arrivée à bon port, sans retard et sans mouvement social ! Je me dirige vers la sortie, légère, sans presser le pas, au milieu d'une foule dense.

— Bienvenue à Paris, chère rebelle ! S'exclame Sophie accompagnée de Laurent, main dans la main.

— Bonjour les amoureux et merci de vous être déplacés pour moi !

— Ce soir, tu vas dormir chez nous. Nous avons beaucoup de choses à nous raconter depuis tout ce temps. La nuit sera longue et tu as intérêt à être en forme, ma doctoresse !

Non loin de la Seine, notre voiture se gare dans une rue entre le Palais-Bourbon et les Invalides, dans le septième arrondissement. Après une centaine de mètres, nous franchissons un lourd portail avant d'emprunter une cour pavée qui nous mène vers l'entrée principale de l'immeuble. L'appartement se trouve au troisième étage. L'entrée baigne dans la lumière par sa verrière. L'espace cuisine est ouvert sur le salon qui bénéficie d'une vue imprenable sur le Dôme des Invalides et la Tour Eiffel. Deux chambres, et un bureau complètent le tout. L'exposition à l'ouest confère à cet ensemble une très belle luminosité.

— Ta chambre est celle de droite et la salle de bain se trouve au fond du couloir, ma belle, m'explique Sophie avec tendresse. Tu peux te reposer si tu veux, en attendant que je dresse la table et que Laurent nous prépare à dîner.

— Je ne suis pas du tout fatiguée. J'ai passé mon temps à écouter de la musique pop rock et, à partir de Bordeaux-Saint-Jean, je me suis assoupie dans les bras de Morphée avec la symphonie de Beethoven. En quoi puis-je vous aider ?

— Ne t'en fais pas ! Tu peux te servir dans la bibliothèque du salon, si tu veux. On se débrouille avec Laurent. Ce soir, tu ne vas pas déguster la cuisine du Sud-ouest !

— Tant mieux ma chère, car j'aime bien les surprises !

Après avoir recouvert la table d'une nappe immaculée, Sophie a sorti sa plus belle vaisselle, ses couverts en argent et ses verres en cristal. Quelle classe !

Autour de chaque assiette, elle place d'abord la fourchette à gauche, les dents posées sur la nappe. Ensuite, elle glisse le couteau à droite, la lame vers l'assiette. Les couverts à dessert sont posés juste au-dessus de l'assiette et la serviette en tissu, pliée en quatre, est placée du côté droit. Les verres se placent toujours de gauche à droite, du plus grand au plus petit. Le verre à eau est à gauche suivi de celui à vin rouge et éventuellement du verre à vin blanc.

Finalement, je m'affale sur le canapé. Un magazine à la main, j'observe ma sœur dans sa maîtrise de l'art de dresser une belle table tandis que Laurent s'affaire dans la cuisine juste en face, hotte aspirante en marche.

— Ce soir, mesdemoiselles, le chef vous prépare des plats exotiques : un poulet au curry et un porc au caramel avec de la sauce nuoc-mâm.

— On ne risque pas de sentir le poisson pourri avec cette sauce ?

— Pas du tout ! répond Laurent avec plein d'assurance. Il suffit de faire chauffer en même temps une mixture de vinaigre blanc avec un peu d'eau dans une casserole.

Au bout d'une demi-heure, Laurent nous sert ses plats variés, recherchés, parfumés et savoureux. Le mariage avec un Côtes-du-rhône rouge et un Vouvray blanc est réussi !

Après le dîner, nous nous installons autour d'une table basse pour prendre le thé. Laurent apporte un joli coffret avec différentes variétés de thé de l'hospitalité : du thé blanc bio pêche-abricot, du thé noir bio aux agrumes, du thé vert bio fleur d'oranger...

— Vous avez l'embarras du choix, mesdemoiselles. Mais je vous suggère de privilégier plutôt du thé blanc, à moins que vous souhaitiez prolonger la soirée jusqu'au petit matin ! Sinon, je peux vous proposer de la tisane, une infusion ou du rooibos venant d'Afrique du Sud.

— Parle-moi de ton travail en ZEP Sophie ! Est-ce que tu t'y épanouis avec ta conscience professionnelle légendaire ?

— Les ZEP n'existent plus depuis la rentrée 2015. Vincent Peillon, ancien ministre de l'Éducation nationale, les a rebaptisées réseaux d'éducation prioritaire (REP). À l'époque, 350 d'entre eux étaient classés REP+ sur quatre critères : le taux d'élèves issus des quartiers les plus défavorisés, le retard en sixième, le taux de boursiers et la part d'enfants résidant en zone urbaine sensible.

— Mais quel était l'objectif initial de ces ZEP ?

— Elles avaient été créées en 1981, normalement sur le principe de la « discrimination positive ». L'objectif était de limiter l'échec scolaire dans les zones défavorisées en dotant les classes concernées de plus de moyens, en augmentant le nombre de professeurs et en réduisant celui des élèves.

— Au quotidien, as-tu le sentiment d'avoir gagné ce pari ?

— Tout n'est pas noir, mais il reste certainement beaucoup à faire ! En témoigne le dernier rapport du Conseil national d'évaluation du système scolaire (CNESCO) du mois de septembre 2016 : il pointe du doigt la stigmatisation de ces zones qui, de temporaires, sont devenus permanentes. Par ailleurs, les classes restent encore trop remplies.

— Combien d'élèves as-tu en moyenne dans une classe au collège ?

— J'ai en moyenne 22 élèves, et les statistiques indiquent 21,7 élèves en ZEP, soit seulement 2,5 élèves en moins que dans les zones d'éducation non prioritaires. Les effectifs par classe ne sont pas assez réduits pour être bénéfiques et permettre l'accompagnement qui devrait être mis en place dans ces zones prioritaires. Par ailleurs, le rapport évoque aussi un problème de méthode d'éducation dans ces zones et de professeurs moins expérimentés et novices du fait de leur âge.

— Qu'entends-tu par novices ?

— Il s'agit de jeunes enseignants qui ont moins de cinq ans d'expérience. C'est mon cas à 27 ans ! Ainsi dans le second degré (collèges et lycées), nous sommes deux fois plus nombreux en REP que dans les zones d'éducation classique. Au final, les inégalités sociales restent un « gros point noir » en France.

L'enquête TALIS (*Teaching And Learning International Survey*), réalisée par l'Organisation de coopération et de développement économique (OCDE) en 2018, mettait en évidence des écarts de temps consacré à l'apprentissage entre les REP et les autres zones. Dans les établissements en REP, 65 % du temps sur une séance est ainsi consacré à l'apprentissage contre 70 % dans les autres établissements. Une différence qui s'explique en partie par le temps passé par les enseignants des REP au maintien du calme dans les classes. L'enquête PISA (programme international de suivi des acquis des élèves), menée aussi en 2018, classe la France en bas du top 20, légèrement au-dessus de la moyenne selon l'OCDE.

L'année scolaire 2019 a été marquée par l'entrée en vigueur de la loi pour une école de la confiance et la mise en place d'une nouvelle organisation du lycée, ainsi que la réforme du baccalauréat. Environ 85 % des lycéens décrochent le baccalauréat chaque année, mais 60 % d'entre eux se heurtent au barrage de la première année à l'université. L'Éducation nationale perpétue ainsi un vaste mensonge en faisant croire à ces jeunes qu'ils ont le niveau pour poursuivre des études « supérieures ».

Notre système éducatif est-il encore capable de transmettre les bases de la pensée, du raisonnement et du français ?

— Il y a de l'espoir, ma petite sœur ! Maintenant, avez-vous d'autres nouvelles à me partager ?

Laurent et Sophie se regardent d'un air embarrassé et, se tenant la main, annoncent d'une même voix :

— Nous envisageons de nous marier au printemps et, naturellement, tu feras partie des témoins !

— Avec joie ! Et plein de bonheur à tous les deux ! Moi je reste libre comme l'air !

Arrive le samedi matin, mes parents tombent des nues en me voyant débarquer chez eux. Oui, la surprise est belle et totale !

Le temps est magnifique ce week-end, avec un ciel bleu pratiquement sans nuages. Nous décidons de pique-niquer dans le jardin à midi. Une pelouse verte bien tondue, ornée de fleurs colorées de toutes formes et de toutes sortes nous accueille. Des arbres majestueux comme paravent naturel, un ciel bleu foncé comme la Méditerranée, les chants mélodieux des oiseaux sur les branches et un soleil doré reflétant ses rayons, quel bel endroit ! Rien d'étonnant néanmoins, dans la mesure où mon père s'est passionné de jardinage à la retraite ! Quant à maman, elle s'est mise à la couture, mais la lecture reste sa première passion. Sa bibliothèque est son trésor. C'est un moyen d'accès à l'information, aux idées et aux œuvres de l'imagination, rappelle-t-elle souvent.

— Alors, raconte-nous ta vie en Gascogne ma fille, me demande maman.

— Je me sens bien, comme un poisson dans l'eau ! C'est un choix d'aller vivre en milieu rural.

— Tu ne te sens pas seule au milieu des fermes, des vaches, des oies et des canards ?

— Sincèrement, la solitude ne me touche pas. Le monde évolue et la médecine en milieu rural n'y échappe pas non plus dans cette ère de grands bouleversements.

— Mais il y a bien un phénomène de désertification médicale, n'est-ce pas ? Du coup, on a l'image du vieux médecin qui commence sa journée de travail quand le jour n'est pas levé et la finit quand la nuit est tombée.

— Peut-être, mais il n'y a pas que ça ! Vois-tu, je dirais même qu'il y a beaucoup plus d'avantages à exercer en milieu rural.

— C'est de l'utopie, ma chérie !

— Pas du tout ! Je vais vous en citer quelques-uns. D'abord, depuis que je suis dans le Gers, j'ai réussi à développer une relation de confiance avec mes patients. Je me sens écoutée, respectée, utile et proche des familles.

— N'est-ce pas monotone à la longue ?

— Au contraire, mon travail est diversifié en répondant à tout type de besoin de santé comme la prévention, les soins primaires, les urgences... Cela me permet d'exprimer mon savoir-faire, tout en travaillant en coopération avec les autres professionnels de santé du territoire. Je me sens réellement au cœur d'une vie sociale !

— Parle-moi des maisons de santé pluridisciplinaires ! Je n'entends que ça dans les médias, comme une solution au problème de la désertification médicale.

— Il s'agit d'une structure qui cumule beaucoup d'intérêts. Elle permet à chacun de mieux maîtriser la charge de travail tout en facilitant la mutualisation des coûts et la simplification des tâches administratives. On y partage les informations et on y échange les savoirs plus facilement. Tu sais, le milieu rural constitue un champ d'expérimentation naturel des nouveaux moyens de communication ! Au quotidien, j'utilise la télémédecine et la visioconférence entre les professionnels de santé. Je dispose même d'un Smartphone comme toi, maman !

Éclat de rire général et papa me demande :

— Tu penses poursuivre la même carrière jusqu'à la retraite ?

— Mais je suis loin de la retraite papa ! Je n'ai même pas 30 ans et je ne fais que commencer ! Sérieusement, je me plais vraiment dans ce cadre de travail, mais aussi dans ce cadre de vie. D'ailleurs, la campagne n'a jamais été aussi proche de la cité et de ses services. De plus, je vis bien de mes revenus professionnels, peut-être même plus que si j'étais en ville ! Je savoure chaque instant de liberté et de découvertes, libre de gérer mon parcours professionnel à ma guise !

— À t'entendre, ma chérie, la médecine rurale aurait une bonne perspective !

— J'en suis personnellement convaincue, maman ! D'ailleurs, la semaine dernière, le conseil départemental du Gers a soutenu la première université d'été de Lectoure-Fleurance. Le thème en disait long : « Médecine du futur : une autre idée de la campagne ». C'était une première du genre au niveau national !

— Penses-tu un jour te marier et avoir des enfants ? Questionne maman, tout en tripotant sa serviette. Es-tu au parfum de la bonne nouvelle concernant Sophie et Laurent ?

— Qui vivra verra, répliqué-je avec un éclat de rire et un clin d'œil malicieux. Quant au mariage de Sophie, j'ai hâte d'être au printemps 2020 !

Je suis réveillée le lendemain, vers huit heures, par des bruits de pas dans le couloir, puis le cliquetis des couverts qui tombent sur le carrelage, deux assiettes qui s'entrechoquent, des verres posés sur la table... Maman est en cuisine !

Je me sens en pleine forme après une bonne nuit de sommeil, fenêtre entrouverte en raison de la canicule. De mon lit, j'ai pu admirer le scintillement de milliers d'étoiles dans le ciel.

— Vous êtes des lève-tôt pour un dimanche, mes chers parents ! On dirait que vous n'êtes pas à la retraite, plaisanté-je en tenant mon bol de café chaud

— Nous n'avons pas changé nos vieilles habitudes, ma chérie, riposte ma mère. Après le petit-déjeuner, nous nous préparerons pour la messe de 11 heures à la basilique du Sacré-Cœur de Montmartre. Le « jour du Seigneur » est primordial pour nous, chrétiens !

— Pourquoi tenez-vous tant à y aller au lieu de vous détendre ? Ce n'est pas les distractions qui manquent ici ! Et puis, je suis là avec vous et je ne suis que de passage !

— Vois-tu ma fille, dit mon père, le « jour du Seigneur » est le premier de la semaine, celui où Dieu fit le monde en transformant les ténèbres et la matière. C'est aussi le jour de la résurrection du Christ. Quand nous célébrons l'eucharistie, nous sommes dans l'espoir du retour du Seigneur.

— Mais qu'est-ce que cela vous apporte concrètement dans votre vie ? Répliqué-je.

— Jeanne, tu peux lire dans la Bible que « l'homme ne vit pas seulement de pain » (Luc 4,4). L'homme ne peut pas se réduire simplement à une dimension économique. Nous avons besoin d'une vie spirituelle, de raffermir les liens familiaux et fraternels, de prendre simplement un temps de contemplation. Veux-tu venir avec nous à la messe ? suggère ma mère.

— Non merci, maman ! Je préfère bouquiner dans le jardin, à l'ombre du grand tilleul en attendant votre retour. Je vous préparerai une salade de fruits.

La France est considérée historiquement comme un pays catholique, la « fille aînée de l'église ». En 1981, elle comptait encore 70 % de catholiques, alors que ce pourcentage n'était plus qu'à 32 % en 2018. Parmi ces derniers, 19 % ne vont pas à l'église, même pour les grandes fêtes comme Pâques et Noël, tout en se déclarant catholiques.

Par ailleurs, la proportion des personnes pratiquant une « autre religion » a triplé en 40 ans, passant de 3 à 10 % de la population adulte. Les églises évangéliques croissent avec 1,6 % de la population française, alors que les autres anciennes minorités régressent (protestantisme et judaïsme). Par ailleurs, l'islam progresse avec 6 % des personnes interrogées. On compte autant de musulmans que de catholiques dans la tranche d'âge de 18 à 29 ans.

Par contre, le groupe hétéroclite des non-croyants est passé de 27 à 58 % de la population française en 40 ans, soit une majorité absolue. Si on rajoute les personnes se déclarant religieuses mais n'allant jamais à l'office, la proportion de « non-pratiquants » atteint 64 % de la population française, c'est-à-dire presque deux personnes sur trois !

Après le déjeuner, nous échangeons longuement sur tout et sur rien. L'après-midi se déroule dans un climat de détente, de légèreté et d'insouciance. C'est un avant-goût de mon prochain voyage en Chine à l'automne ! J'ai été si heureuse de passer ce week-end avec mes parents que la mélancolie m'a submergée au retour à une vitesse « Grand V » comme la LGV !

4

Ce matin, je rends visite à un couple de fermiers en pleine campagne, à une vingtaine de kilomètres d'Auch. Je roule tout en profitant au maximum du décor. Novembre approche à grands pas, l'automne suit son cours et les paysages s'en habillent peu à peu. Rien que sur ce court trajet, ce sont des découvertes à tout instant ! L'été qui s'en va amène un grand bouleversement de la nature : les champs se sont aplatis, les arbres se teintent d'un jaune vif, quelques tournesols évadés dans d'autres parcelles subsistent... Les courbes gracieuses se succèdent à l'infini avec des vallons, des jachères, des haies d'arbres dessinant des arabesques envoûtantes. Quel contraste entre la mer de nuages gris du ciel, la teinte verdoyante des champs et les chênes aux couleurs ocres de l'automne ! C'est toujours avec la même émotion, la même pudeur que je savoure cette symphonie de couleurs d'automne. Ma vieille Clio emprunte à présent une petite route non bitumée, bordée de quelques arbres esseulés. Par endroits, le sol humide révèle des traces d'animaux sauvages.

Je m'immobilise devant une vieille ferme dont la façade est caressée par une lumière dorée. En arrière-plan se trouve une grange en parpaings, couverte d'un toit en tôle et avec une large ouverture en deux panneaux. Des machines agricoles et des bottes de foin occupent l'intérieur.

Tout autour, des poules caquettent tandis que le coq au plumage sombre avec des reflets bleuâtres gratte la terre et le fumier pour y dénicher un vermisseau. Soudain, j'entends un cri de défi, son chant, les pattes enfoncées dans le fumier pour défier ses rivaux... En somme, un trait masculin dans la nature !

Au premier klaxon, une dame ouvre la porte et vient à ma rencontre avec le sourire, escortée par un épagneul breton. M. et Mme Goujon vivent paisiblement dans leur ferme après des années de labeur et 60 années de mariage. Leur fils unique s'occupe à présent de l'exploitation familiale.

— Alors madame Goujon, qu'est-ce qui vous arrive ? Questionné-je sur un ton bienveillant

— Ce n'est pas pour moi docteur, c'est mon mari qui est souffrant. Vous savez, c'est une tête de mule ! Quand je lui demande de se couvrir avant de sortir le matin...

Le chien frétille de la queue et jappe joyeusement en nous précédant. Avec ses poutres apparentes et son sol en pierres, l'endroit a du cachet. M. Goujon est assis dans un fauteuil rustique en bois et velours fleuri. Le crépitement du feu de cheminée procure d'emblée une sensation de bien-être.

— Bonjour monsieur Goujon ! Que puis-je faire pour vous ?

— Ce n'est qu'un banal petit rhume, docteur ! Ma femme s'inquiète pour rien. Depuis 3 jours, j'ai un peu de fièvre et le nez qui coule. Je n'ai mal nulle part !

— Avez-vous mal à la gorge quand vous avalez ?

— Légèrement depuis hier soir et je tousse un peu.

— Pouvez-vous vous lever, s'il vous plaît ? Je vais vous examiner. Ouvrez la bouche et tirez la langue... respirez fort par la bouche... Allongez-vous sur le canapé, s'il vous plaît, et pliez les jambes. Vous avez une simple bronchite ! Avez-vous des crachats sales ?

— À peine depuis hier matin ! Vous allez me donner un antibiotique ? N'est-ce pas, docteur ?

— Je ne pense pas que cela soit nécessaire, monsieur Goujon. Il s'agit probablement d'une rhino bronchite d'allure virale. Les antibiotiques, ce n'est pas automatique ! Êtes-vous vacciné contre la grippe ?

— Euh non ! Ce n'est pas utile car je n'ai jamais eu la grippe de ma vie ! Et puis avec tout ce qu'on entend sur les vaccins...

— Qu'est-ce que vous avez entendu sur les vaccins, alors ? Racontez-moi !

— Les gens racontent que ce n'est pas du tout efficace ! Pire, ils disent qu'il y a des risques de tomber malade avec ça et que c'est dangereux ! C'est fait pour enrichir les laboratoires par-dessus tout !

— Théorie du complot, n'est-ce pas ? Alors cela vous fait peur j'imagine ! C'est tout à fait légitime, mais ce n'est pas raisonnable ! Tenez, je vais vous donner un exemple précis. Supposons que je ne sois pas vaccinée contre la grippe. Qu'est-ce qui se passerait alors ?

— Rien de grave, docteur ! On ne meurt pas d'une grippe, n'est-ce pas ?

— Il faut savoir que quand on attrape une grippe, on ne présente aucun signe pendant environ une semaine. Donc, je pourrais travailler comme à l'habitude en ignorant ma maladie. Je serais en contact avec mes malades, y compris les plus fragiles non vaccinés comme les sujets âgés, ceux qui sont porteurs de maladie chronique, ceux qui sont sous chimiothérapie...

— Mais vous ne faites que votre métier, docteur ! S'insurge la vieille dame.

— Certes, mais les conséquences sont dommageables à bien des égards ! La première est que je pourrais en mourir comme les milliers de personnes qui en meurent tous les ans en France !

— Mais vous êtes jeune et vous n'êtes pas malade, docteur ! Riposte M. Goujon.

— Malheureusement, personne n'est à l'abri de la grippe. Seule la vaccination nous garantit de ne pas en mourir même si on l'attrape, et c'est possible même vacciné !

La deuxième chose, c'est que je ne pourrais travailler au moins pendant une semaine alors qu'on manque déjà de médecins en activité. La troisième raison, la plus grave à mon sens, c'est que je pourrais contaminer mes patients et certains peuvent en mourir, notamment les plus fragiles ! Et ça, c'est intolérable et inexcusable quand on est dans le milieu médico-social !

En résumé, je me fais vacciner pour ne pas mourir de la grippe, pour pouvoir soigner mes malades en toute sécurité et surtout, surtout, surtout... pour éviter de tuer quelqu'un qui, de surcroît, me faisait entièrement confiance. Se faire vacciner est un devoir pour soi, mais aussi vis à vis des autres pour protéger les plus faibles d'entre nous ! On a besoin de cet élan de solidarité collective ! Selon l'OMS, la grippe saisonnière emporte chaque année dans le monde 290 000 à 650 000 personnes.

— On doit se faire tous vacciner alors ! s'exclame son épouse. Nous avons reçu le papier de la Sécurité sociale, comme tous les ans depuis qu'on a soixante-cinq ans. Elle est gratuite cette vaccination ?

— Soyez sans crainte ! Elle l'est pour vous deux comme pour les sujets porteurs de certaines maladies chroniques en affection de longue durée (ALD), les femmes enceintes, l'entourage familial des nourrissons âgés de moins de six mois présentant des facteurs de risque de grippe grave, les professionnels de santé libéraux en contact régulier et prolongé avec des sujets à risque de grippe sévère...

— N'y aurait-il pas de risque d'allergie à ce vaccin ? Interroge M. Goujon d'une voix hésitante, le visage ébahi, les yeux scintillants derrière des lunettes aux montures fines et arrondies lui conférant un côté « juvénile ».

— On ne doit pas vacciner une personne allergique à l'œuf, car cela pourrait occasionner un choc mortel ! D'où l'importance de l'interrogatoire en médecine pour limiter les erreurs. Un vaccin, c'est un médicament et un traitement comme tant d'autres, avec ses éventuels effets indésirables car il s'agit d'un corps étranger pour notre corps ! Ces éventuels effets indésirables ne sont pas liés à la nature chimique du produit, car on pourrait aussi mourir après avoir ingéré une fraise naturellement biologique par choc anaphylactique ! Cependant, ils sont moindres comparativement aux bénéfices attendus. On appelle cela un rapport bénéfice sur risque favorable ! C'est ce qui guide tout thérapeute dans ses choix car le risque zéro n'existe pas ! Savez-vous que j'ai pris le risque de mourir en venant vous voir aujourd'hui ?

— Vous plaisantez, docteur ? S'écrie-le couple d'une même voix.

— Pas du tout ! D'après une sérieuse étude annuelle américaine (*National Safety Council*), la première cause de mortalité dans le monde serait les maladies cardiaques avec un risque sur six ; vient ensuite le cancer avec un risque sur sept et, en quatrième position, prendre la voiture avec un risque sur quatre-vingt-cinq. Toujours aux États-Unis, les Centres de contrôle et de prévention des maladies estiment que les accidents de la route ont coûté la vie à 1,35 millions de personnes dans le monde en 2019. Énorme ! À présent, je vais vous prescrire un peu de paracétamol et n'oubliez surtout pas de boire suffisamment, tout en restant au repos !

— Soyez sans crainte, docteur ! m'assure Mme Goujon. Nous allons suivre vos conseils et nous vous en remercions. J'ai vu que notre pharmacien pourrait aussi nous vacciner. Voulez-vous prendre un café ou un thé avant de partir ?

— Merci beaucoup de votre gentillesse, mais je dois partir car ma journée ne fait que commencer sur la route de tous les dangers ! Lancé-je en riant et en me levant pour repartir à l'aventure. Oui, c'est un métier d'aventures et d'émotions !

Il est difficile en France d'avoir un débat apaisé sur la vaccination. Quand on exprime un doute vis-à-vis d'un vaccin, on vous catalogue de rétrograde, totalement hors du temps. Inversement, quand vous êtes un fervent de la vaccination, vous êtes perçu comme vendu à l'industrie pharmaceutique, le « Big Pharma ». La science serait-elle remplacée par la foi ?

La vaccination constitue la plus grande avancée de la médecine en nombre de vies sauvées, depuis maintenant deux siècles. Elle permet de sauver 3 millions de personnes chaque année dans le monde. Une amélioration de la couverture vaccinale permettrait de lutter contre le retour des maladies infectieuses et l'émergence de nouvelles pathologies. Deux questions majeures se posent donc : comment améliorer la confiance en la vaccination des citoyens et des professionnels de santé ? Quelles mesures préconiser pour améliorer les taux de couverture vaccinale ? Le comité d'orientation de la concertation citoyenne sur la vaccination a conclu, en novembre 2016, que la levée de l'obligation vaccinale est l'objectif à atteindre, mais qu'il faut d'abord convaincre les Français avant d'y mettre fin. Il en a découlé une modification du calendrier vaccinal avec actuellement un élargissement de l'obligation vaccinale à 11 vaccins chez l'enfant à côté des vaccins recommandés.

Au mois de juin 2019, une étude mondiale révélait qu'au pays de Louis Pasteur, un Français sur trois considère que les vaccins ne sont pas sûrs. Parmi les 144 pays étudiés, la France est apparue comme étant le pays le plus sceptique vis-à-vis des vaccins.

Fermeture de tous les commerces et services gouvernementaux non essentiels, coupures des liaisons inter-îles par ferry, interdiction de circuler pour les véhicules privés... telles étaient les mesures prises en urgence, au mois de décembre 2019, par les autorités gouvernementales des îles Samoa, archipel de 3 030 km^2 dans le Pacifique, pendant 48 heures ! Pour quelles raisons ?

Une épidémie de rougeole s'est déclenchée dans cet archipel de 200 000 habitants à la mi-octobre 2019. Le bilan final est très lourd avec plus de 70 décès dont 61 jeunes enfants. Le taux de vaccination de la population est passé de 30 % à 90 %, grâce à une campagne de mobilisation massive à travers tout un pays ! Les personnes non encore vaccinées contre la rougeole devaient afficher un drapeau ou une étoffe rouge devant leur domicile pour aider les services de vaccination à les repérer. C'était une première mondiale !

En France, il est scandaleux d'accepter le décès par la grippe de personnes vulnérables au contact de personnels soignants non vaccinés contre la grippe. Cette vaccination n'est pas obligatoire et les enquêtes montrent que la proportion de personnels non vaccinés est plus importante chez les agents les plus proches du malade. Cette situation suscite l'émotion et heurte la conscience, mais elle perdure... Elle pourrait répondre à la définition du scandale donnée par le dictionnaire Larousse : « effet fâcheux, indignation produite dans l'opinion publique par un fait, un acte estimé contraire à la morale, aux usages ». Et un scandale est rarement éloigné d'un mensonge... Marie-Joseph Chénier disait : « Ils dînent du mensonge, et soupent du scandale. »

Sur le chemin du retour, je tentais d'imaginer un monde dans un décor de pandémie virale sans aucune vaccination possible, aucun traitement efficace disponible, la cacophonie, la prolifération de fausses nouvelles et ses effets collatéraux socio-économiques...

*****

Mon rêve d'enfance va se réaliser : la découverte de l'immense pays qu'est la Chine. J'ai certainement été influencée par la lecture d'un ouvrage que j'avais reçu à l'âge de 10 ans pour Noël : *Le livre des merveilles de Marco Polo.*

J'ai tout organisé méticuleusement avec le concours d'une agence de voyages pour visiter la métropole de Wuhan dans le sud-est de la Chine, et la Grande Muraille au nord : cet ensemble de fortifications militaires construites, détruites et reconstruites en plusieurs fois et à plusieurs endroits entre le IIIe siècle av. J.-C. et le XVIIe siècle.

J'ai pris un vol Air France qui assure depuis le mois d'avril 2012 une ligne aérienne régulière à partir de l'aéroport de Paris-Charles-de-Gaulle, à raison de trois vols directs par semaine.

Le voyage se déroule de manière agréable. Mon voisin de siège est un homme d'une quarantaine d'années, au visage rectangulaire, portant des lunettes aux montures ovalisées et décorées. Il dégage une quiétude mêlée à une jovialité sans pareille ! Dans de telles circonstances, l'entretien débouche toujours à un moment donné sur une question cruciale :

— Que faites-vous dans la vie, mademoiselle ? me demande-t-il d'un ton enjoué.

— Je m'occupe de la santé physique des personnes en pays gascon. Je suis médecin de campagne dans le Gers depuis quelques mois ! Dis-je, un peu embarrassée alors que l'équipage vient d'annoncer le début de l'atterrissage sur Wuhan. Et vous ?

— En quelque sorte, je suis aussi médecin d'un autre genre et dans la plus grosse entreprise au monde, présente sur tous les continents avec plus de 2,4 milliards d'adhérents ! Son taux de croissance est plus rapide que celui de la population avec 1,27 % contre 1,20 % en 2019 ! Son patron s'appelle Jésus-Christ et je suis un guide spirituel, un pasteur ! Avez-vous une religion, mademoiselle ?

— Je suis baptisée, issue d'une famille catholique. Mais je ne vais pas souvent à l'église, contrairement à mes parents...

Ce matin de novembre 2019, mon avion atterrit à l'aéroport international de Wuhan Tianhe, dans un climat de fraîcheur, après 10 heures de vol en direct de Paris.

Pour m'initier à la découverte de cette métropole, mon guide me suggère de prendre la ligne 2 du métro de Wuhan à partir du terminus Nord, la station Tianhe Jichang. C'est une manière de découvrir la ville autrement que par les taxis. Je suis accompagnée durant mes deux semaines de vacances en Chine par un jeune guide titulaire d'une licence en histoire et langues de l'université de Pékin. Il est plutôt longiligne, avec un visage aplati et des yeux bridés aussi foncés que ses cheveux. Liang n'est pas un Apollon mais il a son charme. Sa curiosité et sa joie de vivre sont communicatives, mettant d'emblée en confiance. Ce prénom signifie « lumineux » !

Ville bouillonnante avec ses 11 millions d'habitants, Wuhan est un carrefour de la Chine centrale, au confluent des rivières Han et Yangzi. Elle est riche de son passé millénaire remontant au IIIe siècle av. J.-C. Elle est le résultat de la réunion de trois anciennes cités qu'étaient Wuchang, Hanyang et Hankou, aujourd'hui reconverties en quartiers avec leurs particularités.

Depuis l'aéroport, la présence française est bien palpable avec une zone industrielle où prospèrent une centaine d'entreprises françaises, parmi lesquels Renault, Peugeot-Dongfeng, Schneider Electric, L'Oréal... Wuhan possède aussi, fruit de la coopération franco-chinoise, un laboratoire de virologie de très haute sécurité biologique P4 pour l'étude de virus pathogènes connus, mais pour lesquels on n'a pas de vaccin. Par ailleurs, la ville abrite une gare TGV avec un toit évoquant un oiseau migrateur, ainsi que le musée de l'urbanisme français. C'est la plus française des villes chinoises !

Le lendemain de mon arrivée, Liang m'entraîne vers le centre-ville en commençant par le quartier de Hankou. Alors que nous remontons une avenue bordée de bâtiments à l'architecture occidentale et de boutiques commerciales, ce qui crée un double décor à la fois moderne et traditionnel, il m'explique :

— Ce quartier fut ouvert au commerce étranger par le traité de Nankin, qui mit fin à la première guerre de l'opium en 1842, avec la victoire du Royaume-Uni, aux côtés d'autres puissances occidentales, sur l'Empire chinois de la dynastie Qing.

Nous visitons ensuite le monastère de Guiyuan, à l'ouest du quartier de Hanyang. Il s'agit d'un sanctuaire bouddhiste abritant environ 500 statues d'arhats dorées. En traversant le pont de Yangzi, nous atteignons en fin de journée le quartier de Wuchang avec sa magnifique Tour de la Grue jaune. Située sur la colline du serpent (Sheshan), cette dernière permet d'avoir une vue panoramique sur l'ensemble de la ville, entre montagnes et lacs.

— Quelle vue magnifique ! M'exclamé-je en contemplant ce paysage éblouissant, embelli par la dérive des nuages au-dessus du fleuve et des gratte-ciel et par les reflets pourpres du soleil couchant.

— Nous avons encore une semaine pour vous faire découvrir les merveilles de cette ville ! Me rassure Liang avec un sourire. Savez-vous que cette ville fut au cœur du soulèvement populaire qui mena à la révolution chinoise initiée par Sun Yat-Sen en 1911 ?

— J'apprécie beaucoup vos explications, Liang ! J'apprends beaucoup de choses et je savoure l'hospitalité chinoise, dis-je amusée.

— C'est ce qui a fait le succès dans cette ville des septièmes Jeux mondiaux militaires, qui ont eu lieu du 18 au 27 octobre 2019 ! Nous avons accueilli près de 10 000 soldats venus de plus de 100 pays le mois dernier. Le thème était « Le partage de l'amitié et la construction de la paix ».

Durant la semaine, nous poursuivons l'exploration de cette ville et de ses alentours. La visite de la cité de Mao permet d'en apprendre plus sur la vie intime du grand timonier. Nous enchainons la découverte du Temple taoïste de Changchunguan, de la statue de Sun Yat-sen et, non loin, des traces de la concession française, du marché de gros de fruits de mer, d'une ménagerie d'animaux sauvages (serpents, blaireaux, rats, pangolins, louveteaux...), et les journées se déroulent rapidement...

La promenade en ferry autour du lac de l'Est est un moment d'évasion hors de la vie citadine et Liang consacre le dernier jour à la visite des Monts Wudang, haut lieu des arts martiaux internes taoïstes. On y trouve de nombreux monastères réputés comme étant des centres de recherche, d'apprentissage et de pratique de la méditation, des arts martiaux et de la médecine traditionnelle chinoise.

De jour en jour, l'amabilité, l'intelligence et le dévouement de Liang ne me laissent pas indifférente.

5

Pour rejoindre la Grande Muraille, nous prenons le train de Hankou station jusqu'à Beijing West sur un trajet d'environ 4 heures et demie. Pékin (ou Beijing) est la deuxième étape de mon périple. Cette mégapole, capitale de la Chine moderne, abritait 21,54 millions d'habitants en 2018 ; ce qui la place au rang de la deuxième ville la plus peuplée du pays, après Shanghai. Empreinte d'une histoire de plus de trois millénaires, elle offre énormément de curiosités et de pôles d'attraction sous un ciel laiteux, la brume couvrant les tours balisant les artères embouteillées, et les feuilles des arbres paraissant en feu dans leur parure dorée.

Ce cœur du pouvoir politique est aussi le centre culturel de la Chine. Pendant cinq jours, Liang me fait visiter les lieux incontournables de Pékin, l'avant-dernier jour étant réservé pour la Grande Muraille. De la promenade sur la place Tian'anmen à la rue Qianmen, du Palais d'Été au Temple de Confucius, de la Cité interdite au Centre national des arts du spectacle, du Temple du ciel au Temple des lamas, du parc Beihai au parc Yuanmingyuan, je garde l'énergie et le goût de découvrir. Chaque instant suscite des échanges et des rencontres destinées à permettre aux émotions de s'exprimer, à la parole de circuler et à la créativité de surgir.

— Dis-moi Liang, il n'y a plus beaucoup de vélos à Pékin, me semble-t-il ?

— Peut-être pas autant que dans les années 1970, Jeanne ! À l'époque, le Flying Pigeon était le produit le plus populaire en Chine et le véhicule mécanisé le plus populaire de la planète ! D'ailleurs, le dirigeant de l'époque, Deng Xiaoping, avait défini la prospérité comme un « pigeon volant dans chaque foyer ». Pendant les années de pointes du cyclisme à Pékin, les voies cyclables comptaient trois voies de circulation. C'est une icône de la ville depuis des décennies !

— Pékin est une ville moderne à présent ! Comment s'est fait ce bouleversement spectaculaire selon toi, l'historien ?

Je lui pose la question tout en lui prenant la main, ce qui le surprend manifestement.

— Tout est parti des réformes économiques validées par le Parti communiste chinois (PCC), le 18 décembre 1978. À l'époque, mes parents étaient ouvriers dans une industrie. La vie était extrêmement rude même si on avait de quoi manger ; elle se réduisait au strict nécessaire. Mes parents devaient tout se procurer avec des tickets de rationnement. Après quelques années de travail, ils ont pu acquérir un logement et une voiture, profiter du temps libre pour aller au restaurant ou faire du shopping, et même voyager pour voir d'autres horizons... c'était inimaginable à l'époque ! Ces 40 dernières années, la qualité de vie du citoyen lambda s'est nettement améliorée.

— Mais vous êtes aussi des gens courageux et persévérants, n'est-ce pas ?

— Ici, les gens sont avides de réussite. La majorité aspire à une vie meilleure en travaillant dure, parfois de neuf heures du matin jusqu'à neuf heures du soir, six jours par semaine. Tu vois, la mutation rapide de la cité historique avec ses grands ensembles mêlant bureaux, centres commerciaux et habitations de luxe, témoigne d'un changement de société, de politique et d'économie ! Nous sommes les grands bénéficiaires de ces réformes !

Ô nuit de rêve ! Ô nuit d'amour ! En serait-il ainsi pour toujours ? Telle est ma pensée ce matin blottie dans les bras de Liang, éreintée mais heureuse !

Que s'est-il passé la veille ? Je n'ai pas de souvenirs précis des événements, mais une chose est certaine : je l'ai dragué dans le meilleur restaurant de canard laqué de Pékin !

— Dis-moi, Liang, as-tu une fiancée dans ta vie ?

— Pas encore ! répond-il d'un air gêné. Pour l'instant, je suis concentré sur mon travail et je n'ai pas eu la chance de rencontrer l'âme sœur !

— Je ne te crois pas beau gosse, car tu as plein d'atouts pour attirer les filles. Tu es un séducteur né ! Rétorqué-je d'un air amusé, parfaitement à l'aise.

— Et toi, dis-moi ? Es-tu libre et que fais-tu dans la vie ?

— Moi, je suis un médecin, libre comme le vent, mon ami !

— Tu n'as jamais eu de copain ou d'aventures auparavant ?

— Bien sûr que si et même beaucoup d'aventures ! Mes études ont pris une place importante dans mes priorités. Approcher l'excellence, à défaut d'avoir la perfection, prend du temps ! Dix ans de découvertes, d'incursion au cœur de la souffrance humaine, de sentiments étranges, passant du dégoût aux grandes joies, du chagrin mortel au plus grand émerveillement ! Je me suis blindée avec des murailles de froideur et d'indifférence pour ne pas me briser tout au long de mes études.

— As-tu déjà essayé les rencontres sur Internet ? Il y a des avantages incontestables !

— Oui, j'ai essayé, plus par curiosité que pour trouver l'amour véritable ! C'était facile de le faire de ma chambre d'étudiante et c'était rassurant avec l'ordinateur qui faisait office de barrière contre l'inconnu. Je trouve que c'est un bon moyen quand on manque de confiance et d'estime de soi, mais aussi quand il n'y a pas de réseaux d'amis ou par le sport ! En plus, c'est un moyen de dépasser les frontières géographiques. Toujours est-il que je reste libre et rebelle à tout conformisme !

Je change de sujet, cette fois-ci plus sérieux : peux-tu me parler de la médecine traditionnelle chinoise ?

— Elle a toute sa place dans notre système de santé ! Elle vise avant tout à maintenir l'harmonie de l'énergie à l'intérieur du corps, ainsi qu'entre le corps et les éléments extérieurs. Pour que la santé se maintienne, l'harmonie doit résider dans chacun des éléments de l'ensemble, ainsi qu'entre les différents éléments. Elle ne traite pas les symptômes, mais la personne, de façon holistique.

— Comment fait-on pour se former à cette médecine dans ton pays ?

— Pour obtenir le titre de docteur en médecine chinoise, il faut être formé à l'acupuncture, la pharmacopée chinoise, la diététique chinoise, le massage Tui Na et les exercices énergétiques avec le Qi

Gong et le Taï-Chi. Cette médecine traditionnelle (Zhong Yi) est dispensée dans près de 3 000 hôpitaux spécialisés, dans de nombreux cabinets privés à la ville comme à la campagne. Elle est pratiquée de façon complémentaire à la médecine moderne. C'est une forme de médecine intégrative.

Dans la pénombre de ma chambre d'hôtel, mon imagination baigne dans une excitation de l'esprit et de l'émotivité. Le meilleur moyen de résister à la tentation n'est-il pas d'y céder ?

Quand Liang m'attire à lui, son parfum m'envahit et éveille le moindre de mes sens. Mon cœur s'emballe et le temps s'arrête. Je m'agrippe à son cou et ma poitrine ressent la chaleur énervante de sa chair. Sa main gauche glisse délicatement ma robe tandis qu'il me caresse de sa main droite timidement le dos, les fesses, les cuisses dans un mouvement de va-et-vient. Ses doigts véhiculent une merveilleuse douceur, me faisant frissonner. Puis ses lèvres frôlent les miennes avant que la chaleur humide de sa langue parcoure tout mon corps. Mes gémissements enveloppent la chambre comme une douce mélodie déchirant le silence de la nuit. Lentement, méthodiquement, passionnément, il m'entraîne dans une véritable et inoubliable fureur sexuelle, le souffle saccadé. Nous ne faisons plus qu'un dans ce moment d'intimité.

Apaisés d'une nuit jouissive, nous rejoignons le lendemain la Grande Muraille en taxi. Je reste admirative devant cette gigantesque structure architecturale, la plus importante jamais construite par l'homme à la fois en longueur, en surface et en masse. Officiellement, elle mesure 21 196,18 km et elle est classée depuis 1987 au patrimoine mondial de l'Unesco.

Déjà mon voyage se termine ! C'est avec le cœur gros et la tête remplie de merveilleux souvenirs que je quitte la Chine à l'aéroport international de Daxing, le plus grand terminal du monde construit en forme « d'étoile de mer » et au toit cuivré. Il a été inauguré le 25 septembre 2019 par le président Xi Jinping, juste avant la fête nationale ayant lieu le 1er octobre et marquant le 70e anniversaire du régime communiste.

* * * * *

La Chine me paraît si loin en ce début du mois de décembre au pays du canard. Savez-vous que le magret rôti y est né à une époque où on ne savait le consommer que confit ?

Venez découvrir avec moi la nature préservée du Gers qui recèle des merveilles !

À commencer par Auch, la capitale historique de la province de Gascogne !

Souligné par une rangée d'arbres, le cours du Gers sépare la Basse-Ville de la haute-ville. Armés de courage, empruntez l'escalier monumental de 374 marches ponctué de quatre terrasses et en haut duquel se trouve la statue de d'Artagnan. Là, votre effort sera récompensé par une vue imprenable sur les Pyrénées. Puis randonnez dans les cinq pousterles, ruelles médiévales (du latin *posterula*) en pente qui serpentent à travers le centre ancien.

N'oubliez pas d'apprécier la cathédrale Sainte-Marie, inscrite au patrimoine mondial de l'Unesco, avec ses vitraux, ses exceptionnelles talles de bois et ses orgues !

Amateurs d'art, venez découvrir la deuxième collection française d'art précolombien au musée des Amériques !

À 35 km au nord d'Auch et sur le chemin de Saint-Jacques-de-Compostelle, depuis plus de 1 000 ans, se trouve Lectoure, posé tout entier sur un éperon rocheux. La ville apparaît comme une carte postale avec ses façades imposantes, ses belles toitures, l'ancienne tannerie royale, la statue du maréchal Lannes et la cathédrale Saint-Gervais-Saint-Protais avec son clocher, sa belle nef, ses chapelles. Le tout dégage un charme d'autant plus spécial dans la lumière froide de l'hiver pour ce voyage dans le temps, au cœur d'une cité gallo-romaine. Sur ces remparts, profitez d'une palette de couleurs fascinantes mettant en lumière la campagne gersoise !

Le village des brocanteurs, situé dans l'ancien hôpital avec ses coursives et l'ancienne chapelle, abrite de précieuses antiquités. Le musée archéologique Eugène Camoreyt possède des fameux autels de culte. Le « bleu de Lectoure » est une teinture connue aussi sous le nom de « bleu de pastel ». Le pastel (*Isatis Tinctoria*) a été la seule source de teinture bleue disponible en Europe jusqu'à la fin du XVIe siècle. N'oubliez pas de faire un détour au « Safran de Lectoure » pour en apprendre davantage sur cette précieuse épice.

Dans la région, Lectoure est la capitale estivale de la photographie. En cette période d'hiver, il est possible de mettre à profit son séjour pour une cure de bien-être à la station thermale. Les thermes sont installés dans un ancien hôtel particulier du XVIIIe siècle situé sur un promontoire naturel, ce qui leur permet d'offrir une vue imprenable.

Le Gers est aussi une terre de vigne. Ici, à l'heure où les vendanges se terminent, le moment tant attendu de réchauffer les chais approche. La distillation d'Armagnac va pouvoir commencer !

Les viticulteurs fêtent avec enthousiasme et excitation cette fameuse flamme, celle qui allume l'alambic pour célébrer le nouveau millésime. Profitez de cette meilleure saison pour sillonner la région parée de ses belles couleurs automnales et vous mettre en plein cœur de la « Flamme de l'Armagnac »

Arrêtez-vous au Domaine d'Espérance à Mauvezin pour célébrer cette festivité. Le domaine domine les coteaux du bas Armagnac et la belle chartreuse du XVIIIe siècle abrite des chais qui vous baigneront des senteurs de la distillation. Avec l'expertise de l'œnologue, initiez-vous à l'art subtil de l'assemblage des millésimes et des cépages avant de créer votre propre Armagnac et rentrez chez vous avec des bouteilles de 50 ml étiquetées à votre nom et scellées à la cire !

L'ambiance de Noël règne en pays gascon en ce mois de décembre relativement doux. Les villes et villages s'illuminent de toutes les couleurs et les marchés de Noël fleurissent donnant l'embarras du choix. Chaque week-end, je m'offre une sortie féerique à la découverte de villages à caractère médiéval, de marchés offrant de nombreuses créations artisanales et de produits fins du terroir adaptés à toutes les bourses. J'espère bien dénicher des cadeaux originaux pour ma famille...

Entre la Ronde des Crèches autour de Miradoux (huit villages de Lomagne exposent chacun une crèche élaborée à partir d'un thème commun), le marché de Noël, la fête de l'arbre de Saint-Clar, le « Lous Avents de Nadau » à Montaut-les-Créneaux, mes fins de semaine sont bien remplies. J'ai tant à explorer dans ma nouvelle région !

En cette période de l'année, la charge de travail est beaucoup plus importante en raison des épisodes d'infections virales, bénignes la plupart du temps. Les consultations en présentiel, les téléconsultations depuis plusieurs mois et les visites à domicile s'enchaînent tout au long de la journée. Aussi, je décide de prendre une semaine de congés bien mérités après les fêtes et de ne pas voyager pour limiter le stress.

« C'est impensable qu'on puisse assurer un service normal à Noël » annonce un responsable de la SNCF à la télévision. « La question n'est pas de savoir s'il y aura des trains à Noël, mais combien de trains seront en service ? », ajoute-t-il dans le contexte de mouvement social des cheminots contre la réforme des retraites. Le dernier conflit majeur à la SNCF s'étant prolongé jusqu'aux congés de Noël remonte à 1986.

6

— En guise d'apéritif, mesdames, je vous propose un Esprit d'Autan, un Armagnac-Orange pétillant pour ce voyage gastronomique en pays gascon, déclare Thierry, le compagnon de Rachel, sur un ton cordial.

— Merci beaucoup de cette invitation pour ce dîner ! Je suis ravie d'être avec vous, d'autant plus qu'on n'a pas beaucoup de temps pour discuter au travail ! N'est-ce pas, Rachel ?

— Effectivement, il y a des files d'attente comme dans les grandes surfaces, notamment dans les créneaux sans rendez-vous. Il faut savoir gérer au mieux !

— J'imagine que ce n'est pas facile pour toi au quotidien dans ce métier !

— J'aime mon métier de secrétaire, car j'adore rendre des services aux gens, m'occuper d'eux, leur donner du sourire alors qu'ils viennent d'apprendre une mauvaise nouvelle. Certes, j'ai l'impression que certains patients sont de plus en plus pressés, parfois peu responsables ou trop assistés.

— C'est-à-dire ?

— Par exemple, une personne va appeler en se plaignant d'une douleur au ventre qui date de plusieurs mois et demande à être reçue absolument en urgence. Ou encore celle qui oublie de faire renouveler son ordonnance à temps... On vous met une telle pression et ce n'est pas toujours facile de caser les vraies urgences du jour, même en laissant des trous dans l'agenda ! Bref, il me faut être très patiente, à l'écoute et rester calme si possible !

Mais mon travail ne s'arrête pas là : prendre des notes et rédiger des courriers pour un de vos confrères, ranger les dossiers, appeler à plusieurs reprises l'hôpital parce qu'on n'a pas reçu le compte rendu d'hospitalisation de tel ou tel patient, peser et mesurer des enfants parfois très remuants... et j'en passe.

— Il t'arrive parfois de péter les plombs, ma chérie, murmure Thierry en caressant tendrement ses longs cheveux noirs éclatants de brillance et sublimant la féminité de son visage ovale aux lèvres bien dessinées, ourlées et pulpeuses. Que tu es belle dans la colère !

— C'est une sorte de soupape de sécurité pour moi ! Quand vous recevez des insultes, des menaces alors que vous faites au mieux, c'est épuisant nerveusement et psychologiquement ! Combien de fois on m'a raccroché au nez ? Après de tels incidents, je peux être désagréable pour un temps même si j'essaie de ne pas rentrer chez moi avec toutes les mauvaises nouvelles de la journée. Demain sera un autre jour, pire ou meilleur !

— Cela peut se comprendre parfaitement, Rachel ! D'ailleurs, je suis un peu comme toi et je peux m'emporter facilement. Parfois même, je regrette mes gestes ou mes paroles une fois que l'orage est passé. J'essaie de me détendre par la suite en pratiquant la cohérence cardiaque.

— C'est quoi ce machin ? S'étonne Thierry, amusé.

— C'est une pratique personnelle de la gestion du stress et des émotions par le biais du contrôle de la respiration. Elle apporte de nombreux bienfaits sur la santé physique, émotionnelle et mentale dans une pratique pluri quotidienne. Elle a l'avantage de pouvoir être utilisée par soi-même sans professeur, n'importe où et à tout moment. Je tente au maximum d'appliquer la règle du 365, c'est-à-dire trois fois par jour, six respirations à la minute et pendant cinq minutes. Tu peux avoir des tutoriels au choix sur Internet avec parfois des combinaisons d'images et de sons relaxants.

— Cela pourrait m'aider actuellement au travail ! s'exclame Thierry en jetant un regard complice à Rachel.

— Mais que fais-tu comme métier ? Demandé-je, avant de m'excuser pour le tutoiement.

— Tu vois, Jeanne, je travaille dans un EHPAD depuis plus de 15 ans. C'est de plus en plus difficile au quotidien de s'occuper correctement de ces personnes âgées ! On manque cruellement de moyens pour assumer notre tâche de plus en plus lourde, alors que la demande d'accueil ne cesse d'augmenter. Le personnel fait le maximum, mais au détriment de sa santé. Ainsi, le nombre de dysfonctionnements ne cesse d'augmenter et le personnel est à bout avec la multiplication des *burn-out*. L'ensemble des syndicats du secteur a lancé un appel à la grève et une descente dans la rue en juin dernier.

— Avez-vous eu le soutien du gouvernement ? Murmuré-je avec compassion.

— À la suite du mouvement de janvier 2018, le ministère a débloqué 360 millions d'euros sur trois ans. Ce n'est pas suffisant car le rapport Libault remis en mars 2019, préconisait la création de 80 000 emplois dans notre secteur pour améliorer nos conditions de travail et rendre la profession plus attractive. De l'aveu de l'assurance-maladie, notre secteur est le seul où accidents et maladies professionnels ne cessent d'augmenter. Ils sont deux fois plus fréquents que dans le bâtiment ! Actuellement, on compte six professionnels pour dix personnes âgées, alors qu'en 2012, le Premier ministre de l'époque, Dominique de Villepin, avait promis huit professionnels pour dix seniors ! De plus, on a eu à gérer la canicule de cette année !

— Au final, le monde de la santé se trouve dans un beau pétrin ! Plaisanté-je en trinquant avec mes hôtes. À défaut de pouvoir changer radicalement la réalité, on pourrait essayer de modifier sa perception pour nous protéger. La méditation de pleine conscience (*Mindfulness-Based Stress Reduction*) est aussi un outil d'aide intéressant.

— Mesdames, je connais aussi un bon moyen de déstresser en dehors de vos méthodes précitées ! Je vous propose au menu, après cet apéritif, du pâté à l'Armagnac et des rillettes de canard. Ensuite, vous aurez une bouchée à la Reine et du risotto de canard confit en plat de résistance. Cabournieu au fromage et, en dessert, une tarte aux pommes flambée à l'Armagnac.

Nous terminons la soirée bien au chaud devant la cheminée, dans une bonne ambiance et passant du coq à l'âne avec le récit de mes vacances en Chine... Il est deux heures du matin quand je rejoins mon domicile, fatiguée mais heureuse de mes échanges fructueux avec Rachel et Thierry. Moi qui avais des préjugés sur elle !

Les autres actualités brûlantes de ce mois de décembre concernent la fuite spectaculaire du Japon du PDG de Renault, Carlos Ghosn, les incendies dévastateurs en Australie, le décès d'un général iranien tué lors d'un raid américain...

Puis, discrètement, j'entends parler dans quelques médias d'une « mystérieuse pneumonie » venue de Chine.

7

C'est le jour de la Saint-Sylvestre, je suis affalée dans mon canapé, solitaire, un cigare à la bouche, un verre d'Armagnac à la main. Je vais noyer ma solitude en puisant du plaisir dans ces volutes rondes, longues, qui flottent, montent, s'enroulent, s'étirent et laissant dans leur sillage des effluves de cuir, d'épices et de cheval. Mon approche du cigare est élitiste comme elle l'est aujourd'hui aussi avec l'Armagnac : je fume moins, mais je fume mieux.

La sonnerie de mon Smartphone brise ce silence de cathédrale, comme un éclair d'orage dans un ciel serein.

— Allô Jeanne, c'est Sophie.

— Bonjour ma petite sœur, comment vas-tu ? Dis-je, heureuse de l'entendre.

— Comment vas-tu passer la nuit de la Saint-Sylvestre ? Toute seule ou en galante compagnie ?

— Toute seule, bien évidemment ! Tu me connais, rebelle et solitaire ! Mais je mijote une soirée exceptionnelle pour ce soir !

— Raconte-moi ton projet alors !

— Figure-toi que je vais passer une soirée insolite, plaisante et instructive. Je vais participer aux ultimes vendanges de l'AOC Pacherenc du Vic-Bilh avec les vignerons de Plaimont et de Crouseilles. Ils se retrouvent chaque année à Viella, dans une atmosphère chaleureuse et festive, pour récolter les toutes dernières grappes à la lueur des étoiles et de flambeaux. C'est un événement convivial et unique en son genre pour fêter l'arrivée de la nouvelle année 2020, avec pour mot d'ordre : le partage avec un sécateur à la main.

— Mais c'est formidable ! Connais-tu l'origine de cette pratique ?

— Figure-toi que je me suis documentée auparavant ! Depuis le XVIIIe siècle, le vignoble de Pacherenc vendange très tard. Mais au début des années 1980, le gel a obligé à cueillir le raisin à la fin du mois de décembre. « Ce sont des vins qui auront des arômes de nèfles, de fruits très mûrs, qui ont tendance à un peu pourrir dans la corbeille », m'a décrit un vigneron. Rosés, violacés, chargés en sucre et en miel, ils donneront un goût très particulier à l'alcool en offrant des compromis en bouche assez subtiles, assez sublimes. Après la vendange, ce réveillon aux accents magiques se poursuivra autour d'un grand feu de sarments et d'un vin chaud. On mangera certainement du pastis !

— Mais Jeanne, le pastis se boit normalement ! N'as-tu pas trop bu avant l'heure, ma chérie ? Se moque-elle tendrement.

— Je tiens à t'informer, ma chère Sophie, que le pastis se mange dans le Gers. Il s'agit d'une pâtisserie gasconne faite d'un assemblage de cercles détaillés dans une pâte très fine, étirée jusqu'à obtenir un voile fin qu'on pourrait « y lire le journal au travers ». Une fois garnie de pommes macérées dans l'Armagnac, et cuite au four elle devient d'un croustillant à se damner... Parle-moi à présent de ton programme pour ce réveillon à la veille d'une nouvelle décennie !

— Nous prévoyons avec Laurent de rester à la maison. Tu sais, l'ambiance est très tendue actuellement entre nous !

— Pour quelles raisons ?

— C'est plutôt à cause de moi et de ma jalousie maladive. Je l'épie, je l'accable de questions, je fouille dans son téléphone... Il en a marre et je peux le comprendre. Mais je ne sais pas quoi faire au juste ! Je risque de tout gâcher à cause de mon comportement. Que devrais-je faire ?

— Tu sais bien que je ne suis pas la mieux placée pour te conseiller ! Avez-vous déjà vu un conseiller conjugal ?

— Pas encore, mais j'ai lu dans des magazines spécialisés que la jalousie n'est pas une preuve d'amour, alors que dans l'imaginaire collectif, elle reste intimement liée à l'amour. Dans les crimes passionnels, ce n'est pas l'amour qui tue mais la brutalité, la frustration et la folie ! Selon le psychologue Willy Pasini, le monde se partagerait entre malades de jalousie et « porteurs sains », susceptibles de développer la maladie à la suite d'un élément déclencheur. Et une fois enclenché, le processus semble se nourrir seul, sans que le discours rationnel n'y trouve prise. J'en souffre, mais Laurent n'y peut rien, car il n'y est pour rien !

— Je pense que chacun de nous est potentiellement jaloux et c'est tout à fait normal ! Mais quand on a tendance à faire de l'autre son objet, se l'approprier pour se rassurer, cela implique une situation de dépendance affective. Alors, le besoin l'emporte sur le désir et la liberté dans la relation du couple !

— Selon un expert, je devrais peut-être essayer d'adopter la technique de « l'aigle qui plane » !

— En quoi ça consiste ?

— C'est tout simple à dire, mais difficile à appliquer en pratique ! Il faut surveiller sans rien montrer, comme si on était au-dessus de tout ça !

— Et votre mariage au printemps, alors ?

— On s'y attelle normalement, malgré tout, et je prie pour cela jour et nuit ! Je tiens à lui plus que tout ! dit-elle dans un long soupir.

— Bon courage à tous les deux et mon bonjour à Laurent !

Le 31 décembre 2019, l'OMS a alerté sur plusieurs cas de pneumonies dans la ville de Wuhan. Après le nouvel an 2020, les médias annoncent la mise en place, dans plusieurs aéroports, d'un dépistage à l'arrivée des avions provenant de Chine. Celui-ci s'effectue par contrôle de la température frontale des voyageurs avec un thermomètre électronique.

En effet, une épidémie de pneumonie d'allure virale d'étiologie inconnue fait rage dans la ville de Wuhan depuis décembre 2019. Le 9 janvier 2020, la découverte d'un nouveau coronavirus (d'abord appelé 2019-nCoV, puis officiellement SARS-CoV-2, différent du SARS-CoV, responsable de l'épidémie de SRAS en 2003 et du MERS-CoV, responsable d'une épidémie évoluant depuis 2012 au Moyen-Orient) a été annoncé officiellement par les autorités sanitaires chinoises et l'organisation mondiale de la santé (OMS).

Ce nouveau virus est l'agent responsable de cette nouvelle maladie infectieuse respiratoire appelée Covid-19. Selon un rapport gouvernemental publié par un quotidien de Hong Kong, le premier cas de Covid-19 serait apparu le 17 novembre 2019. Il s'agissait d'un homme de 55 ans originaire de la région de Wuhan.

Le réservoir de virus est probablement animal, mais l'animal à l'origine de la transmission à l'homme n'est pas encore formellement identifié. Plusieurs publications suggèrent que le pangolin pourrait être impliqué comme hôte intermédiaire entre la chauve-souris et l'homme. Pour le moment, il n'y a aucune preuve formelle.

Rapidement, les événements s'accélèrent avec la découverte du premier cas en dehors de la Chine, le 13 janvier, en Thaïlande. Il s'agit cette fois un voyageur venant de Wuhan. Deux jours plus tard, le Japon déclare son premier cas en provenance de la même ville chinoise, tandis que les États-Unis déclarent leur premier cas, à Seattle, le 21 janvier 2020.

Chaque soir depuis ce 21 janvier 2020, derrière un pupitre, le professeur Jérôme Salomon devient une figure familière et incontournable du paysage audio-visuel français. Ce directeur général de la Santé est chargé de faire quotidiennement, devant la presse, le point sur la progression de l'épidémie et d'indiquer les consignes à suivre.

Le 24 janvier 2020, la ministre des Solidarités et de la Santé, Agnès Buzyn, déclare que, pour la France, « le risque d'importation depuis Wuhan est pratiquement nul » et que « le risque de propagation est très faible ». Le même jour, une équipe de l'INSERM publie « un modèle pour estimer le risque d'importation de l'épidémie en

Europe ». Ce risque est évalué entre 5 et 13 pour cent pour la France. À ce moment-là, il n'y a pas de cas confirmés dans l'Union européenne et la Chine déclare 800 personnes atteintes et 27 morts.

Comment croire à de telles projections dans ce contexte de mondialisation qui désigne un état d'interdépendance du monde ! Les événements, les problèmes et les défis rencontrés dans une région du monde peuvent avoir des incidences dans d'autres régions. Les gens voyagent énormément à travers le monde, et plus particulièrement les Chinois. Ainsi, ils étaient 4,5 millions à s'être rendus à l'étranger en 1995 et ce chiffre a dépassé les 150 millions en 2018. Le monde est-il un village ?

Quelques heures plus tard, la France déclare ses trois premiers malades contrôlés positifs au Covid-19 (deux cas à Paris et un cas à Bordeaux). Plus tard, le professeur Yves Cohen affirme la positivité rétrospective d'un malade hospitalisé pour pneumonie dans un établissement de Seine-Saint-Denis, le 27 décembre 2019.

Je commence alors à m'inquiéter de la situation, en raison de mon voyage à Wuhan au mois de novembre 2019. Aurais-je été contaminée par ce virus lors de mon séjour ? Telle est la question qui me taraude jour et nuit ! En effet, je me souviens avoir présenté, une semaine après mon retour de ce voyage en Chine, un tableau de rhume banal qui a cédé au bout de quelques jours avec la prise de paracétamol et le lavage de nez au sérum physiologique. Depuis, je porte un masque chirurgical lors de mes consultations, mais n'aurais-je pas contaminé des patients malgré tout ? L'automne et l'hiver apportent chaque année leur lot de virus, compliquant parfois le diagnostic pour le soignant. Je me rassure en me disant que cela fait maintenant deux mois que je suis rentrée de Chine et qu'il n'y a pas encore eu de cas déclarés de cette maladie à coronavirus dans le Gers.

Le coronavirus se propage comme une traînée de poudre dans le monde entier, provoquant la panique sur l'ensemble de la planète. Devant l'apparition de milliers de nouveaux cas et de centaines de décès quotidiens, tout est bouleversé : annulations de vols, de festivals annuels et d'événements internationaux. Le 25 janvier 2020, c'est toute la province de Hubei, avec ses 50 millions d'habitants, qui se trouve confinée, isolée du reste du monde.

* * * * *

Mais que nous dit la littérature concernant cette nouvelle maladie virale ?

♦ Sa durée d'incubation est en moyenne de cinq jours, avec l'installation progressive sur plusieurs jours des symptômes ; contrairement à la grippe qui débute brutalement.

♦ Les premiers symptômes sont peu spécifiques : maux de tête, douleurs musculaires, fatigue. La fièvre et les signes respiratoires (toux sèche, essoufflement) arrivent secondairement, souvent deux à trois jours après les premiers symptômes. La perte de l'odorat (anosmie) et du goût (agueusie) sont relativement fréquents en Europe avec respectivement 70 % et 54% des cas de Covid-19 modérés, principalement chez les jeunes et les femmes.

♦ La phase « d'excrétion de pointe », qui correspond au moment où on est le plus contagieux, se situerait autour de cinq jours suivant l'apparition des symptômes. Ici, le malade dégage 1 000 fois plus de virus que dans le cas du SRAS !

♦ Une personne infectée pourrait à son tour infecter 2 à 3 autres individus.

D'après une étude chinoise portant sur 45 000 malades, 81 % des patients guérissent plus ou moins spontanément, 14 % présentent une forme grave nécessitant une hospitalisation après, en moyenne, une semaine d'évolution à partir des premiers symptômes. Malheureusement, 5 % vont présenter un état critique nécessitant une admission en réanimation et la moitié d'entre eux pourrait décéder. Actuellement, on estime en moyenne le taux de mortalité dans une fourchette allant de 0,5 à 1%. Il peut atteindre 5% pour une certaine catégorie de la population (certaines pathologies chroniques ou les personnes âgées de 65 ans et plus).

En ce mois de janvier 2020, le réseau Sentinelles annonce le passage en épidémie de la grippe en Occitanie, parmi les cinq régions les plus touchées dans l'Hexagone. Parallèlement, la région subit une épidémie de gastro-entérite et une épidémie de bronchiolite. Les consultations s'enchaînent sous différentes formes entre les visites à domicile, la consultation au cabinet, mais aussi la téléconsultation.

Cette dernière est une composante de la télémédecine, introduite par la loi dite « HSPT » (Hôpital, patient, santé et territoire) du 21 juillet 2009. Elle a été définie par le décret numéro 2010-1229 du 19 octobre 2010 relatif à la télémédecine. Elle peut être prise en charge par l'Assurance-maladie depuis le 15 septembre 2018.

L'objectif principal était de renforcer l'offre de soins sur le territoire en améliorant le maillage existant. Cette voie technologique s'impose comme une solution naturelle complémentaire à la médecine traditionnelle dans un contexte de déserts médicaux et peut se réaliser dans certaines pharmacies équipées. Dans ce cas, la réglementation impose le respect du parcours de soins, la mise en place d'un espace de confidentialité fermé, ainsi que des équipements nécessaires à la vidéotransmission et à la prise de constantes : tensiomètre, oxymètre, stéthoscope et otoscope connectés.

Ce matin-là, Rachel me passe une communication d'une pharmacie de ville.

— Bonjour docteur, excusez-moi de vous déranger. Je suis madame Durand, une pharmacienne en ville.

— Bonjour, que puis-je faire pour vous, madame ?

— J'ai en face de moi un monsieur qui souhaite bénéficier d'une téléconsultation avec vous. Il ne possède ni d'ordinateur ni de Smartphone. Je suis là pour l'accompagner dans la réalisation de cet acte.

— Écoutez, il n'y a pas de problème, mais je suis en consultation. Je serai disponible dans quinze minutes environ. À tout à l'heure !

En effet, cette technologie permet soit de réaliser l'acte de téléconsultation immédiatement, soit de différer en fonction de la disponibilité du praticien. Au bout d'un quart d'heure, l'appel arrive sur mon ordinateur avec le visage glabre d'un sexagénaire, le regard pénétrant malgré une paupière tombante. La pharmacienne se tient à côté de lui.

— Bonjour monsieur, je suis à votre écoute. Qu'est-ce qui vous amène aujourd'hui à télé-consulter ?

— Bonjour docteur. Depuis plusieurs jours, je ressens un mal de tête violent par moments et j'ai le nez qui coule presque en permanence. Je pense que j'ai pris un coup de froid au retour du cinéma la semaine dernière !

— Avez-vous de la fièvre et présentez-vous des courbatures et des frissons ?

— Je me sens fébrile de temps à autre, mais je n'ai pas de thermomètre. J'ai mal un peu partout et je tousse un petit peu. Ce qui me gêne le plus, c'est la fatigue. Vous savez, j'ai eu du mal à venir jusqu'ici !

— Avez-vous pris des médicaments ces derniers jours et connaissez-vous quelqu'un autour de vous qui aurait eu la grippe ?

— Je prends du paracétamol quand j'ai trop mal à la tête. Un ami est venu me rendre visite la semaine dernière et il était bien enrhumé...

— Pourriez-vous me passer, s'il vous plaît, la pharmacienne un instant ?

— Oui docteur, que puis-je faire pour vous ?

— S'il vous plaît, pourriez-vous lui prendre la température, la tension artérielle et la saturation en oxygène au doigt par l'oxymètre ?

En attendant la prise des paramètres par la pharmacienne, je demande au patient :

— Êtes-vous vacciné contre la grippe, monsieur ?

— Pas du tout, docteur ! Je n'ai jamais eu la grippe et je me porte bien sans être vacciné ! répond-il, visiblement surpris.

— Pourriez-vous me passer à présent la pharmacienne, s'il vous plaît ?

— Il a de la fièvre à 39 °C, docteur et sa tension artérielle est à 14/9. Par ailleurs, sa saturation en oxygène est à 98 %.

— Merci beaucoup, madame ! Vous serait-il possible de lui mettre l'otoscope dans chaque oreille ?

Des images de l'intérieur de ses oreilles défilent lentement sur mon écran d'ordinateur avant que j'interpelle de nouveau la pharmacienne.

— Cette fois-ci, madame, pourriez-vous lui mettre le stéthoscope et lui demander de respirer par la bouche ?

De mon côté, j'entends des bruits discontinus, de tonalité grave, à l'inspiration et à l'expiration.

— Pourriez-vous tousser, s'il vous plaît, monsieur ?

Cette manœuvre de toux mobilise les sécrétions bronchiques présentes dans les grosses bronches : ce sont des ronchi.

— Vous avez tous les signes de la grippe, monsieur ! Continuez de prendre du paracétamol un gramme trois fois par jour pendant cinq jours si vous n'avez pas de problème connu au foie. Reposez-vous bien, et buvez au moins un litre et demi de liquide par jour. Je vais vous prescrire de la vitamine C, mais évitez de la prendre le soir. Vous aurez de quoi nettoyer la narine plusieurs fois par jour et respectez surtout les gestes « barrières ».

— De quels gestes « barrières » parlez-vous, docteur ? Je n'aurai pas besoin d'un antibiotique ?

— Pas dans l'immédiat, monsieur ! Avez-vous vu à la télévision les gestes barrières contre la grippe ?

— Bien sûr que j'ai vu comme tout le monde, mais je n'y ai pas prêté attention !

— Alors écoutez, je vais vous rappeler les quatre gestes pour limiter la diffusion du virus de la grippe :

1- D'abord, lavez-vous régulièrement les mains, si possible avec du savon liquide, en les frottant pendant trente secondes. Rincez-les ensuite sous l'eau courante et séchez-les avec une serviette propre ou à l'air libre.

2- Servez-vous d'un mouchoir jetable pour vous moucher, tousser, éternuer ou cracher et jetez-le aussitôt.

3- Ensuite, servez-vous de votre coude pour tousser et éternuer.

4- Enfin, je vous prescris des masques jetables qui vous permettront de ne pas diffuser le virus quand vous sortirez de chez vous, en particulier si vous rendez visite à des personnes fragiles comme les jeunes enfants, des personnes âgées ou des malades. Je vous transmets l'ordonnance par l'ordinateur et la pharmacienne vous délivrera les médicaments. N'hésitez pas à me recontacter si votre état ne s'arrange pas d'ici quelques jours ! Remerciez de ma part la pharmacienne pour sa fructueuse collaboration et n'oubliez pas de vous faire vacciner l'année prochaine à l'automne !

— Merci beaucoup, docteur !

Chaque année, l'Assurance-maladie lance une campagne de vaccination contre la grippe à l'automne à l'aide de spots comme « Contre les virus de l'hiver, apprenons les gestes barrières. » En 2019, la grippe a provoqué 65 000 passages aux urgences, 11 000 hospitalisations et environ 10 000 décès presque dans la fatalité et la désinvolture. C'est plus que les accidents de la route et c'est un scandale dans la mesure où on a identifié le virus et que l'on dispose de barrières efficaces, de médicaments et de vaccins ! À méditer...

Par ailleurs, la téléconsultation pourrait permettre de limiter la diffusion du virus dans les salles d'attente des structures sanitaires mais aussi l'encombrement des services d'Accueil des Urgences.

* * * * *

Ce 30 janvier 2020, l'OMS déclare l'état d'urgence de santé publique de portée internationale (USPPI) pour cette maladie à coronavirus.

Le premier décès hors de Chine survient aux Philippines le 2 février 2020, le virus continue à frapper sur terre comme en mer.

En effet, le navire de croisière *Diamond Princess*, avec à son bord 3 711 passagers et membres d'équipage, est mis en quarantaine dans le port de Yokohama après la découverte d'un cas positif, un homme de 80 ans embarqué à Hong Kong le 25 janvier 2020. Le mois suivant, plus de 700 personnes à bord sont infectées, dont une infirmière, et 7 décès dénombrés. Les autorités japonaises effectuent plus de 3 000 tests sur ce navire et de précieux enseignements sont tirés grâce à des études. Ainsi, une équipe dirigée par Gerardo Chowell, de l'université d'État de Géorgie, à Atlanta, rapporte qu'au 20 février 2020,18 % des personnes infectées à bord du navire n'avaient aucun symptôme. Pourtant, les passagers comprenaient un nombre important de personnes âgées, les plus susceptibles de développer une forme sévère quand elles sont infectées. On pourrait donc penser que la proportion d'individus asymptomatiques, mais susceptibles de transmettre le virus, est probablement plus élevée dans la population générale.

La même équipe a aussi étudié l'efficacité des mesures de confinement strictes imposées à bord du *Diamond Princess* pour réduire la propagation du virus. Avant les mesures de confinement, une personne infectée pouvait en infecter 7 autres en raison de la promiscuité et de l'exiguïté à bord. Par la suite, quand les passagers ont été consignés dans leurs cabines pendant au moins deux semaines, ce nombre moyen de personnes infectées par une autre est tombé en dessous de 1. Ainsi, la quarantaine a sans doute permis d'éviter beaucoup d'infections à bord même si elle n'a pas été parfaite selon Gerardo Chowell.

À partir des mêmes données, Adam Kucharski de la faculté de médecine tropicale, à Londres, et ses collègues ont estimé que la proportion de décès parmi les cas confirmés en Chine, le taux de létalité était d'environ 1,1 %, chiffre bien inférieur aux 3,8 % retenus par l'OMS.

Toutes ces informations recueillies sont cruciales pour ceux qui sont chargés de gérer l'épidémie en différents points du globe. Toutefois, il est difficile de les extrapoler à l'échelle de tout un pays, car un pays entier n'est pas un navire, même si nous sommes tous sur le même bateau !

Le 11 février 2020, le professeur Gabriel Leung, président de la faculté de médecine de Hong Kong, déclare : « Si le confinement de la Chine ne marche pas, il faudra faire face à la vérité : le coronavirus pourrait être impossible à contenir... [...] en considérant que chaque personne atteinte par le virus le transmettra en moyenne à 2,5 autres individus, ce sont 60 % de la population mondiale qui pourrait être atteints si l'épidémie n'était pas contrôlée. »

La veille, Donald Trump, en meeting dans le New Hampshire devant ses supporters, déclarait : « En avril, dès que les températures auront un peu remonté, ce virus disparaîtra. Comme par miracle. »

Le continent africain enregistre son premier cas avéré le 14 février 2020 en Égypte. Le lendemain, la France signale son premier décès, un touriste chinois. Il s'agit en même temps du premier décès en Europe et hors d'Asie. Décidément, on partage aussi les virus dans cette mondialisation !

Le 16 février 2020, plusieurs pays interdisent au paquebot *MS Westerdam* d'accoster, dans la crainte que des passagers ne soient infectés par le coronavirus. Finalement, le Cambodge accepte de laisser les passagers débarquer sur son territoire pour rejoindre ensuite leur vingtaine de pays d'origine. Cependant, la Malaisie annonce le même jour qu'un des passagers du paquebot a été testé positif et qu'il faudrait donc impérativement et systématiquement rechercher et mettre en quarantaine les 1 200 passagers à bord...

En France, la quiétude règne encore, malgré la progression de l'épidémie au niveau mondial avec, notamment, la barre de 2 000 morts annoncée par les autorités chinoises. Les grands rassemblements sportifs et culturels se poursuivent normalement à ce stade I de l'épidémie, l'objectif étant de freiner l'introduction du virus dans le pays par la détection précoce des premiers arrivants sur le territoire. Ce stade s'accompagne de mesures concrètes comme le contrôle sanitaire aux frontières, la prise en charge médicale des cas et de leurs contacts, la mise en place de mesures barrières.

Mais il se pourrait que ce virus s'arrête à notre frontière comme le nuage radioactif de Tchernobyl en 1986 !

C'est ainsi qu'a eu lieu à Mulhouse, entre le 17 et le 22 février 2020, un rassemblement évangélique de plus de 2 000 personnes venues de toute la France et d'outre-mer. Il s'agit d'un événement gratuit et ouvert à tous, donc sans aucun registre, ce qui rend difficile toute enquête.

Ce sera le point de départ du principal foyer de contagion dans le Haut-Rhin et les départements frontaliers. À ce propos, le nouveau ministre des Solidarités et de la Santé, Olivier Véran, déclare dans le Journal du dimanche le 29 mars 2020 : « Le point de bascule, c'a été le rassemblement évangélique de Mulhouse » et « C'est vraiment à partir de Mulhouse que s'est diffusée l'épidémie sur le territoire national. »

Cette communauté religieuse a été stigmatisée par de nombreux médias et responsables politiques. Cependant, ces derniers ont omis de dire qu'il n'y avait pas de règles de distanciation sociale à l'époque. En effet, à la même période, et plus précisément le 18 février 2020, le président Macron prenait un bain de foule avec les habitants du quartier de Bourtzwiller (Mulhouse) entre débats, doléances et selfies.

Par ailleurs, le docteur Jonathan Peter Schmitt, médecin généraliste dans le Haut-Rhin, affirmait que le coronavirus était déjà bien présent en Alsace avant le rassemblement évangélique. Il déplorait, par ailleurs, l'absence d'alerte sanitaire préalable alors qu'il y avait dans la région « entre la mi-janvier et la mi-février des cas de virose et pneumopathies atypiques, qui ne donneraient aujourd'hui aucun doute clinique [...] et qu'une épidémie "grippale" inhabituelle circulait dans les milieux scolaires du secteur, augmentant l'absentéisme de manière très nette. »

Par ailleurs, l'examen rétrospectif de près de 2 500 scanners thoraciques, réalisés par trois radiologues de l'hôpital Schweitzer, à Colmar, entre le 1er octobre 2019 et le 30 avril 2020, a montré la présence de plusieurs clichés présentant les caractéristiques du Covid-19. Ainsi, le virus circulait déjà dans le Haut-Rhin dès la mi-novembre 2019.

Plutôt que d'assumer sa responsabilité, il est toujours plus aisé de chercher un bouc émissaire.

Selon le directeur de l'Agence régionale de santé Grand-Est, une infirmière des hôpitaux universitaires de Strasbourg, présente au rassemblement, aurait été à l'origine de la contamination de 250 collègues soignants.

Parallèlement se déroulait le « match zéro » de la pandémie italienne, selon le médecin de la Ligue des champions de football entre Bergame et Valence. Le tiers de la ville de Bergame festoyait dans Milan au contact des supporters espagnols et repartaient en cars et voitures bondées pour le retour. Le 21 février, l'Italie annonce le premier décès d'un Européen qui ne s'est jamais rendu en Chine.

Le 24 février 2020, Donald Trump déclare sur Twitter : « La situation est vraiment sous contrôle aux États-Unis. Et les marchés boursiers m'ont l'air d'aller très bien ! » Le lendemain à New York, le Dow Jones et le Nasdaq chutent après la mise en garde du docteur Nancy Messonnier, directrice du Centre national pour les maladies respiratoires, contre les risques d'une épidémie de grande ampleur aux États-Unis.

Deux jours plus tard, Olivier Véran annonce l'activation de 70 centres sanitaires afin d'en avoir au moins un par département en métropole, et 70 sièges de SAMU associés avec les 38 CHU mobilisés. Le lendemain dans la soirée, il déclare qu'il n'y a plus aucun patient hospitalisé ni de malades identifiés en France. Malheureusement, deux nouveaux cas sont déclarés le lendemain, le 25 février 2020, suivis dans la nuit du premier décès, à l'hôpital de la Pitié-Salpêtrière (Paris), d'un Français, âgé de 60 ans et qui ne s'était jamais rendu dans une zone d'exposition à risque. Le même jour, un chauffeur de la base militaire de Creil a été admis en réanimation : c'est le début du principal foyer de contagion dans l'Oise.

Outre-Atlantique, Donald Trump se plaint des déclarations du docteur Messonnier qui « ont effrayé les gens pour rien » avant de commenter le soir même : « Nous n'avons qu'une quinzaine de malades. Et ils vont tous mieux. Bientôt, on se rapproche de zéro cas. On fait du bon boulot. »

En Europe, la Commission européenne de Bruxelles pointe « des lacunes » dans la préparation de la France à la pandémie virale et lui demande de « renforcer la résilience » de son système de santé.

Le 28 février 2020, la France atteint le cap de 100 cas avérés et l'OMS considère le risque international comme « très élevé ». Le gouvernement d'Édouard Philippe décide d'annuler les grands rassemblements de plus de 5 000 personnes en milieu confiné (comme la dernière journée du Salon de l'agriculture à Paris) et certains événements comme le semi-marathon de Paris où sont attendus 40 000 participants. Cette « politique de prévention plus stricte » a pour objectif de « limiter la diffusion du virus par le brassage de population », explique le ministre de la Santé, Olivier Véran.

Ces mesures correspondent au passage au stade 2 de l'épidémie dans le pays et impactent concrètement la vie quotidienne de tous les Français. On ne se serre plus la main et on ne se fait plus la bise...

À ce stade, l'objectif consiste à freiner la propagation du virus sur le territoire dans le but de gagner le temps nécessaire à la montée en puissance du système sanitaire ou à la préparation d'un traitement comme un vaccin. Dans les Agences régionales de santé (ARS), de nouvelles directives sont établies :

- La gestion des cas dits « possibles » grâce à la mise en place d'un circuit de signalement rigoureux, connu par tous les acteurs de santé.
- L'hospitalisation systématique des cas confirmés jusqu'à la guérison et la mise en place d'un circuit sécurisé de prise en charge des cas « possibles » jusqu'à l'infirmation des tests dans les établissements.
- L'identification et une prise en charge des personnes contacts exposées au virus avec la mise en place de mesures de précaution allant jusqu'à l'isolement à domicile : la cellule régionale de Santé publique France mène les investigations pour identifier les cas contacts et l'ARS assure le suivi médical de ceux-ci jusqu'à la fin de la période d'incubation du coronavirus, soit 14 jours.
- L'élargissement du dispositif de gestion des cas aux personnes revenant de Lombardie et de Vénétie (Italie) en tenant compte des autres régions à risque (la Chine continentale, Macao, Hong Kong, Singapour et la Corée du Sud).

Des mesures beaucoup plus strictes sont prises pour les deux principaux foyers de propagation du virus en France, l'Oise et la commune de La Balme-de-Sillingy en Haute-Savoie.

« Tous les rassemblements seront interdits jusqu'à nouvel ordre » ; « nous recommandons aux habitants de limiter leurs déplacements » et « si possible recourir au télétravail », précise le ministre Olivier Véran. Dans les cinq communes de l'Oise, « les établissements scolaires qui comptent des cas contacts et qui présentent donc un risque plus élevé ne rouvriront pas lundi » poursuit-il avant d'ajouter qu'« il n'y a plus vraiment de raison de confiner des personnes qui reviendraient de zones [...] classées en orange ». C'est ainsi que des élèves de retour de Lombardie et de Vénétie « pourront retourner dès à présent à l'école ».

Par ailleurs, il rappelle l'importance des gestes barrières : se laver les mains, éternuer dans son coude et utiliser des mouchoirs à usage unique, ne pas se serrer la main ni se faire la bise. En revanche, il martèle que « personne n'a besoin de porter un masque si un médecin ne le demande pas ».

Autre fait marquant de la journée du 29 février, Olivier Véran déclare qu'« à ce stade il n'y a pas lieu d'envisager l'annulation des élections municipales prévues les 15 et 22 mars ». Électeurs, pièges à cons-tamination !

Dans le journal télévisé de 20 heures sur TF1, le Premier ministre Édouard Philippe commente : « Il faut être prudent et concentré, je ne veux pas du tout jouer sur l'inquiétude parce que notre système sanitaire est solide et parce que nous avons toutes les armes pour faire face. »

À cette époque, les deux enjeux majeurs sont la crainte de la contamination parmi le personnel soignant, mais aussi que la multiplication des cas de Covid-19 ne pousse dans ses retranchements un système hospitalier déjà mis à rude épreuve.

Le même jour, on apprend qu'à Hong Kong le chien non symptomatique d'une femme atteinte du Covid-19 a été placé en quarantaine après avoir été testé positif. Cependant, il n'existe pas de preuves que les animaux comme des chats ou des chiens peuvent transmettre le virus à l'homme.

Donald Trump écrit le 9 mars 2020 sur le réseau social Twitter : « L'an dernier, 37 000 Américains sont morts de la grippe. En moyenne, la grippe faite entre 27 000 et 70 000 morts par an. Et on ne ferme pas le pays pour autant. La vie et l'économie continuent. À ce jour, il n'y a aux États-Unis que 546 cas confirmés de coronavirus et 22 morts. Pensez à cela ! » Et de rappeler le lendemain : « Le virus va s'en aller. »

* * * * *

Le 5 mars 2020, le professeur Jean-François Delfraissy déclare que le passage au stade 3 de la crise du coronavirus Covid-19, celui de l'épidémie, sera atteint « dans quelques jours, une ou deux semaines maximum. » Ce jour-là, la France compte 138 nouveaux cas et 7 morts. L'arrivée d'une grosse « vague », la « déferlante » semble inéluctable avec cet infiniment petit qui met à genoux l'orgueilleuse planète !

L'ambiance générale est à l'instabilité, l'incertitude ayant comme corollaire la multiplication des craintes diverses et variées pour la santé, la famille, les amis, l'emploi, l'avenir économique… Notre sentiment universel de vulnérabilité est à son apogée !

Le lendemain, le ministre Olivier Véran annonce, pour l'ensemble du territoire, la mise sous tension des établissements de santé et médico-sociaux qui déclencheront leurs plans de mobilisation interne, un « plan blanc » pour les hôpitaux et un « plan bleu » dans les EHPAD.

Ce jour-là, nous avons décidé avec le docteur Anglade de déjeuner ensemble dans la ville haute d'Auch. Notre choix s'est porté sur un restaurant autour de la place de la Libération avec ses façades uniformes et ses deux piliers surmontés de lions qui la séparent de la place de la République. Au loin, le soleil d'hiver caresse les vallons du Gers.

— Avez-vous entendu la déclaration de ce jour du professeur Jean-François Delfraissy, président du conseil scientifique Covid-19 ? demandé-je à mon collègue, une fois confortablement installée.

— Effectivement et cela m'inquiète sérieusement, même si nous n'avons pas de cas déclarés dans notre région. Je pense qu'il faudrait qu'on organise différemment l'accueil des patients avant de subir cette épidémie. Qu'en pensez-vous ?

— Je suis de votre avis, quand j'observe les problèmes posés par ce virus dans le monde, et en particulier en Chine... Je vous avoue que j'ai eu beaucoup de craintes après mon voyage en novembre 2019. J'avais surtout peur pour mes patients au cas où je sois une porteuse asymptomatique de ce virus. D'ailleurs, je voudrais bien me faire tester, mais ce n'est pas possible dans l'immédiat. Je porte un masque chirurgical devant les malades, mais je n'ai plus beaucoup de réserve. Que proposez-vous donc comme réorganisation ?

— Il faudrait éviter absolument de mélanger les personnes suspectes avec d'autres patients dans la salle d'attente. Cependant, il me semble difficile de mettre en place un lieu dédié aux malades suspects avec de la fièvre et plus ou moins de signes respiratoires comme la toux ou l'essoufflement. Je pense qu'on devrait voir avec Rachel comment modifier les modalités de prise de rendez-vous.

— C'est-à-dire ? questionné-je timidement.

— À mon avis, ces malades suspects doivent venir uniquement sur rendez-vous ou sur une plage horaire dédiée.

— Ça va être un bouleversement dans les habitudes des gens ! Commenté-je. Les gens ne se sentent pas encore concernés par cette épidémie provenant d'un pays si lointain. Surtout quand un haut responsable leur annonce que « nous avons toutes les armes pour faire face ».

— Vous avez raison et il faudrait que les gens appliquent scrupuleusement les gestes barrières pour freiner la diffusion de ce coronavirus, mystérieux et infernal inconnu, mouvant et insaisissable. La situation dans l'Oise et dans le Haut-Rhin me semble fortement préoccupante ces derniers jours. J'espère que les Français en prennent conscience au fur et à mesure du développement de cette épidémie.

— C'est alarmant qu'il n'y ait pas suffisamment de masques ni de gel hydro- alcoolique pour la population dans ce système de santé soi-disant solide !

— Nous en manquons aussi, ma chère collègue, et nous sommes en première ligne dans ce combat ! Mais où est passée notre réserve stratégique de masques du temps de Roselyne Bachelot ? En 2009, on l'avait accusée d'avoir surévalué le danger dans sa gestion de l'épidémie virale H1N1 et gaspillé de l'argent public dans des stocks inutiles. À mon avis, il faudrait tester au maximum et isoler les personnes infectées pour limiter la propagation du virus. Mais a-t-on les moyens et l'ambition de le faire ?

— Finalement, n'avait-elle pas eu raison ? Gouverner c'est prévoir, n'est-ce pas ?

Le 11 mars 2020, l'OMS évoque la présence d'une pandémie mondiale avec plus de 100 pays infectés dans toutes les zones du globe. Et la France observe sa plus forte augmentation de patients testés positifs en 24 heures, avec 500 cas supplémentaires le 11 mars 2020.

Mais qu'est-ce qu'une pandémie ?

D'après l'OMS, on parle de pandémie en cas de propagation mondiale d'une nouvelle maladie.

Dans l'histoire humaine, la peste d'Athènes, dans la Grèce antique (de 430 à 426 av. J.-C.), serait la première pandémie. Un tiers de la population de la cité, qui comptait environ 200 000 habitants, serait décédé.

La peste noire aurait causé la mort de 25 à 34 millions de personnes en Europe de 1347 à 1353.

Le choléra-morbus, apparu en Inde vers 1826, aurait fait plus de 100 000 victimes en France et plus d'un million en Europe.

Selon l'institut Pasteur, la grippe espagnole de 1918 avec la souche H1N1, aurait fait de 20 à 50 millions de morts dans le monde, et peut-être jusqu'à 100 millions selon certaines réévaluations récentes, soit 2,5 à 5 % de la population mondiale. Elle est considérée comme la pandémie la plus dévastatrice de l'Histoire de l'humanité.

Selon l'OMS, la grippe asiatique, apparue en Chine en 1956 avec la souche H2N2, aurait fait de 1 à 4 millions de victimes dans le monde. Douze ans plus tard en 1968, est apparue la grippe de Hong Kong avec la souche H3N2 causant la mort d'environ 1 million de personnes à travers le monde.

Depuis 1981, la pandémie du sida aurait fait plus de 35 millions de victimes dans le monde.

Plus proche de nous, on se rappelle de la grippe A (H1N1) de 2009 à août 2010 avec environ 500 000 morts sur la totalité du globe et surtout, en France, la constitution d'un bon stock de masques : 1,4 milliard de pièces, soit 600 000 millions de masques FFP2 et 800 000 millions de masques chirurgicaux.

Le 12 mars 2020, le président Emmanuel Macron décrète la fermeture, à partir du lundi 16 mars, de toutes les écoles, crèches et universités, après une campagne sanitaire de recommandations des gestes barrières hygiéniques et de distanciation sociale. Il invite les sujets à risque à rester autant que possible à domicile. Des mesures économiques ont été prises comme la priorité au télétravail et la mise en place du chômage partiel.

Tandis que les États-Unis annoncent l'interdiction de leur territoire aux voyageurs ayant fréquenté l'espace Schengen dans les 14 jours précédant le 13 mars à minuit.

Ce jour-là, le directeur général de l'OMS, Tedros Adhanom Ghebreyesus, fait part de ses inquiétudes en raison des « niveaux alarmants d'inaction » de la communauté internationale face aux « niveaux alarmants de propagation » du virus.

Donald Trump proclame le lendemain, 13 mars, l'état d'urgence national et annonce le déblocage des 50 premiers milliards de dollars pour venir en aide aux États et aux territoires touchés par l'épidémie.

L'espace Schengen est fermé aux étrangers pendant un mois à partir du 17 mars, date à laquelle le président américain affirme qu'il a toujours su que le pays allait faire face à « une pandémie [...] bien avant que ça soit décrit comme une pandémie ».

Petit à petit, le monde, les pays, les familles se confinent entre quatre murs et l'horizon s'assombrit...

Le président de la République, Emmanuel Macron, s'adresse à la nation le 16 mars et indique à plusieurs reprises que la France est en « guerre sanitaire » contre le Covid-19.

Ce jour-là, la France est placée en confinement à partir de 12 heures pour une durée minimale de deux semaines. Le lendemain, elle annonce l'état d'urgence sanitaire pendant tout le temps de la pandémie au stade 3 de l'épidémie. À ce stade, le virus circule sur l'ensemble du territoire et l'objectif consiste à atténuer les effets de la vague épidémique (augmentation rapide du nombre de cas). L'état d'urgence marque l'arrêt de la surveillance individuelle des cas par l'institut de veille sanitaire. Il implique l'intensification des mesures de restriction des déplacements au strict nécessaire (courses alimentaires, soins et travail quand le télétravail n'est pas possible), des sorties près du domicile (activités sportives individuelles, hygiène canine) avec une durée limitée, ainsi que la pénalisation des infractions liées à cette nouvelle règle. Par ailleurs, le report du second tour des élections municipales a été acté. Les effets collatéraux de cette crise sanitaire se font sentir durement et les mesures économiques ont été renforcées avec notamment l'allocation, sous conditions, de 1 500 € aux travailleurs indépendants. Le président Emmanuel Macron promet « qu'aucune entreprise, quelle que soit sa taille, ne sera livrée au risque de faillite ».

Ce même jour, le directeur général de l'OMS, lors du point de presse sur la Covid-19, appelait une nouvelle fois le monde entier à tester, tester, tester... L'organisme a expédié près d'1,5 million de tests à 120 pays. Il recommande que tous les cas confirmés, même les plus bénins, soient isolés dans les établissements de santé, afin de prévenir la transmission et d'assurer une prise en charge adéquate.

Depuis la déclaration de guerre au coronavirus, l'armée française est sur tous les fronts sur terre, en l'air et en mer.

À la mi-mars, le dispositif d'évacuation médicale aéroportée, baptisé Morphée, permet d'évacuer pour la quatrième fois des patients atteints du Covid-19 dans le Bas-Rhin vers des départements moins touchés par l'épidémie comme la Nouvelle-Aquitaine.

Par ailleurs, le 22 mars, le porte-hélicoptères amphibie *Tonnerre* procède à l'évacuation de 12 patients d'Ajaccio vers différents hôpitaux marseillais.

Sur terre, un convoi de six camions partis d'Orléans en direction de Mulhouse transporte du matériel pour installer un hôpital militaire, un élément de réanimation militaire (EMR).

Muni pour la première fois d'un masque FFP2, le président Emmanuel Macron rend visite pendant plusieurs heures à cet hôpital militaire de campagne de Mulhouse. Tout un symbole pour cette date du 25 mars 2020 dans cette guerre contre un ennemi invisible et imprévisible !

En effet, la doctrine gouvernementale affirmait jusqu'à présent qu'il n'était pas nécessaire de porter des masques, réservés pour les soignants et les malades, « lorsque l'on respecte la distance de protection. »

Pour marquer « la reconnaissance de la nation », le président promet pour le long terme un « plan massif d'investissement et de revalorisation » de l'ensemble des carrières en milieu hospitalier. Enfin !

Il annonce par ailleurs la mise en place de l'opération Résilience pour permettre au ministère des Armées de se mobiliser pleinement dans son rôle de soutien aux services publics et aux Français dans les domaines de la santé, de la logistique et de la protection.

Plus tard éclate l'énigme du *Charles-de-Gaulle*, ce fleuron de l'armée française sur lequel 1 046 marins ont été testés positifs pour un total de 1 760. Le coronavirus s'est répandu à bord comme une traînée de poudre, touchant presque 60 % des effectifs. Le virus serait-il monté à bord au retour des marins de leurs quelques jours de liberté lors d'une escale à Brest du 13 au 16 mars ?

Ce confinement et ses restrictions emmènent avec lui tout un cortège de changements dans l'environnement avec la nette réduction de la présence humaine dans l'espace public. Ainsi, des espèces sauvages sortent de leur propre confinement pour occuper de manière plus importante et plus visible les espaces habituellement monopolisés par l'espèce humaine.

On redécouvre des espèces d'oiseaux sortant de leur territoire habituel et chantonnant dans les arbres. Parallèlement, on assiste à un déploiement de la végétation en raison d'un entretien moindre des espaces avec des plantes sauvages aux abords des immeubles comme dans les failles de bitume...

Le silence et la psychose règnent en maître dans ce drôle de guerre sans bruits de canon, sans bombardement et sans ennemi visible...

8

Bien que l'on s'y soit attendu, cette journée mondiale de la femme restera gravée à jamais dans ma tête. Debout, les mains appuyées sur le rebord de la fenêtre de ma chambre et les yeux balayant la chaîne des Pyrénées au loin, je suis abasourdie par la mauvaise nouvelle de ce dimanche 8 mars 2020 : le premier cas de Covid-19 dans notre région du Gers. Il s'agit d'un Lectourois de 73 ans, hospitalisé la veille au CHU de Toulouse par ses propres moyens après l'apparition des premiers symptômes de la maladie.

Il avait participé avec son épouse au rassemblement évangélique de Mulhouse. Heureusement, son état clinique n'inspire pas d'inquiétude d'après le maire et collègue de Lectoure, le docteur Gérard Duclos. « Ce couple avait d'ailleurs pris la précaution, à son retour de Mulhouse, de rester confiné à son domicile de Lectoure » a-t-il indiqué à la *Dépêche du Midi*. Son épouse asymptomatique reste à domicile en attendant les résultats des analyses. L'enquête effectuée par l'ARS Occitanie ne montre pas de sujets contacts. Lors d'un point de presse à l'hôtel de ville, le docteur Gérard Duclos rassure la population : « Ces personnes n'étant pas sorties de chez elles, nous ne devons pas être inquiets pour le reste de la population. »

Dans le département voisin du Lot-et-Garonne, on dénombre 10 cas de personnes atteintes par ce virus.

Rapidement, une prise en charge spécifique des personnes atteintes ou suspectes de Covid-19 se déploie dans le département dans cette phase épidémique. Ainsi, un poste médical avancé (PMA), sous forme de tentes, est installé à proximité de l'hôpital d'Auch le 21 mars, avec la précieuse collaboration des pompiers du Gers.

Deux jours plus tard, le 23 mars, Lectoure dispose d'un Centre dédié à la Covid-19 dont l'objectif principal est de décharger les cabinets médicaux. Établi sur le site de l'ancien Gamme Vert de la ville, ce dispositif comporte un premier accueil sous tente extérieure, un accueil intérieur, une salle d'urgence relative avec sa sortie autonome, une salle d'urgence absolue avec sa sortie autonome et la possibilité d'évacuer des malades par ambulance ou par hélicoptère.

Malgré une interdiction presque totale de visite dans les EHPAD, en date du 11 mars, le Gers connait son premier décès en EHPAD le 28 mars 2020 sur Fleurance. Le même jour, il a été décrété sur le plan national d'isoler en chambre individuelle les personnes âgées dans les EHPAD où le virus est présent, mais aussi de tester en priorité le personnel qui travaille au sein des établissements d'hébergement pour personnes âgées dépendantes.

Comme l'araignée, ce coronavirus tisse sa toile sournoisement et inéluctablement dans l'Hexagone...

Pour le Nouvel an lunaire, le 23 janvier 2020, la Chine décrète le confinement de Wuhan pour étendre deux jours plus tard le cordon sanitaire à cinq villes supplémentaires de la province de Hubei, portant ainsi à plus de 56 millions le nombre d'habitants confinés. Mais le point de bascule est le 17 février 2020 avec le renforcement des mesures par les autorités sanitaires mettant en place une interdiction totale des sorties. Parallèlement, les médecins ont pour obligation de caractériser chaque patient : les patients positifs avec des formes sévères sont envoyés dans les hôpitaux ; les plus nombreux (supérieur à 80 %) des patients positifs avec peu de symptômes sont placés dans des centres dédiés (palais d'exposition, gymnase...). Quant aux personnes en contact, elles sont mises sous observation dans des hôtels réquisitionnés. Ainsi, c'est à la fois ce strict confinement et l'isolement des cas positifs ou à risque qui permet à la courbe de nouveaux cas de s'infléchir.

Le 23 mars 2020, les autorités chinoises lèvent les mesures de restriction des déplacements dans la région de Hubei, tandis que Wuhan, berceau de l'épidémie attendra le 8 avril 2020. Le même jour, la France dépasse la barre de 1 000 morts pour atteindre, le 27 mars, le chiffre de 2 000 morts ; la prolongation du confinement est annoncée jusqu'au 15 avril.

Le 1er avril 2020, les États-Unis dépassent les 200 000 cas de sujets infectés et constituent le pays le plus impacté par la pandémie au monde ; ce n'est pas du tout un poisson d'avril...

* * * * *

Au cabinet médical, les patients sont de plus en plus rares et nous privilégions le contact téléphonique ou la téléconsultation. Au 1er avril, le Gers compte 24 hospitalisations en cours dont quatre en réanimation et quatre retours à domicile. Le total de décès monte à trois.

Cette fois-ci, le quotidien de millions de Français est totalement bouleversé par les mesures de confinement. En dehors de problèmes sanitaires, l'impact socio-économique est considérable. Rachel est mise en chômage partiel et je reste au cabinet avec le docteur Anglade et la psychologue, Mme Lacombe que je croise ce matin à l'embauche. Je salue timidement cette jeune dame discrète et au regard malicieux :

— Bonjour madame Lacombe. Comment allez-vous en ce temps de confinement ?

— Merci beaucoup, Jeanne ! Je vais bien et suis surtout bien prise par le travail. Les appels des patients s'accumulent tout au long de la journée avec ce confinement prolongé et imposé. Ce sentiment de perte de contrôle sur les événements est très angoissant.

— Ah bon ! m'exclamé-je très étonnée de cette remarque. De notre côté, c'est plutôt le calme plat, en dehors de quelques appels pour des renouvellements d'ordonnance ou une crainte d'attraper le Covid-19 ! Les vraies urgences ont mystérieusement disparu comme par enchantement ! Comment expliquez-vous cet engouement pour une consultation psychologique ?

— Les causes sont probablement multiples, mais les effets délétères sont bel et bien présents. J'ai lu récemment une étude très intéressante d'une équipe du King's College (Royaume-Uni) parue dans le *Lancet* et relative à l'état de stress et d'anxiété. Elle explique que la durée du confinement est elle-même un facteur de stress. Et au-delà de 10 jours, les effets psychologiques seraient multiples entre la peur d'être infecté, l'ennui, mais aussi la solitude et le sentiment de frustration. L'équipe a même décrit des cas de symptômes post-traumatiques chez des adultes comme chez des enfants.

— La solitude doit jouer un rôle primordial, n'est-ce pas ? J'imagine les conditions des personnes âgées dans les EHPAD et les différentes institutions.

— Effectivement, l'anxiété est majeure pour les personnes se trouvant dans l'impossibilité de voir leurs proches alors qu'elles en éprouvent justement le besoin pour se rassurer. En outre, cette angoisse est majorée par le sentiment de ne pas être libre de ses mouvements. Avec le temps, on pourrait assister à une dépression et parfois même au suicide. Cependant, les possibilités d'hospitalisation en milieu psychiatrique sont très limitées dans ce contexte de pandémie virale, paradoxalement à une demande croissante.

— Que leur proposez-vous alors dans ces circonstances difficiles ?

— Les écouter et surtout les laisser parler, parler et encore parler. Il faut les aider à verbaliser dans ce moment de traumatisme psychologique. Je leur demande aussi de se comporter comme s'ils étaient au travail et de garder le même rythme. J'ai remarqué d'ailleurs la montée en surface de grandes questions fondamentales comme le mal et la souffrance.

— Et quelle est la place du sommeil dans ces moments-là ?

— Le sommeil est un paramètre déterminant dans la santé. Il est impliqué dans la régulation de l'humeur, de l'anxiété, mais aussi dans notre capacité à réagir face à des situations stressantes. Son rôle est par ailleurs prépondérant dans la régulation du système immunitaire. Je leur conseille, par exemple, d'éviter de courir tard le soir ou de prendre une douche chaude. Il faudrait décréter un « couvre-feu digital » entre une à deux heures avant le coucher et respecter si possible le même rythme de sommeil. Dans le cas contraire, il existe un risque réel de prendre du poids, d'autant plus que le confinement nous amène à réduire notre dépense physique.

— À votre avis, quelles sont les conséquences de ce confinement sur le couple, même si je ne suis pas concernée dans cette affaire ?

— Il n'y a pas de réponse unique à cette question. Ce confinement peut resserrer les liens de certains couples ou à l'inverse, les mettre à l'épreuve. Ainsi, il peut décupler les situations préexistantes. Voyez-vous, si un couple présente des difficultés relationnelles, que l'harmonie n'est déjà plus là, les problèmes de comportement et les tensions vont s'accentuer de manière significative. C'est une vraie cocotte-minute prête à exploser d'autant plus que la promiscuité limite notre zone de sécurité psychologique en l'absence d'échappatoire !

— Comment expliquez-vous cela ?

— En temps normal, tout le monde a la possibilité de « couper » sa relation, notamment en allant au travail. On peut faire ainsi une pause dans la relation sentimentale en arrivant dans un environnement social différent, pas très impliquant personnellement et où on n'est pas obligé de parler de soi. À l'inverse, le face-à-face du confinement amène à parler de soi, à dire ce qu'on ressent, ce qu'on pense. Cette situation nous oblige à être en représentation permanente de ce qu'on dit, de ce qu'on fait ! Inévitablement, nos actions, notre gestuel et notre langage seront toujours scrutés et jugés par l'autre, qu'on le veuille ou non ! Des conflits sous-jacents peuvent surgir. C'est fatiguant à la longue et des violences conjugales peuvent apparaître verbalement, voire même physiquement !

— Et dans le cas inverse d'une relation amoureuse épanouie ?

– Ce peut être effectivement l'opportunité de se retrouver pour d'autres familles. En temps normal, on est souvent absorbé par d'autres pôles d'intérêt que le couple. Cette proximité du confinement peut être l'occasion de nourrir son couple et ses relations familiales. C'est le moment de renouer, de prendre son temps, d'évoquer des sujets qu'on n'a pas toujours le temps de considérer, d'alimenter un dialogue positif et nourrissant. Par contre, il faut impérativement réguler le territoire du couple : établir de l'espace et du temps sans interférence extérieure. Chacun doit garder une autonomie émotionnelle et une relation privilégiée avec l'envie de se retrouver. Mais pour se retrouver, il faut une coupure.

— Et qu'en est-il de la sexualité dans le couple dans ces moments difficiles ?

— Le confinement pourrait perturber la sexualité car, pour désirer l'autre, il faut avoir de la distance. Le désir naît de l'absence et non d'une fusion 24 heures sur 24 !

— Que pourrait-il se passer dans un couple où l'un des deux acteurs continue à travailler à l'extérieur ?

— Il n'y a pas de règle générale ! Je vais vous raconter l'histoire d'une jeune dame que j'ai rencontrée récemment au cabinet. Elle est aide-soignante à l'hôpital dans un secteur qui accueille les personnes fortement suspectes de porter la Covid-19. En revanche, son mari est au chômage depuis plus d'un an et se trouve confiné à domicile presque 24 heures sur 24, en dehors de quelques sorties sous attestation de déplacement dérogatoire. Ainsi, la tension est palpable dans le couple car le mari, particulièrement irritable, reproche à sa femme de pouvoir sortir presque librement et, en plus, de se faire applaudir tous les soirs à 20 heures par une majorité de la population française ! Un sentiment de jalousie s'est installé bien qu'elle s'expose dangereusement au virus et accumule de la fatigue ! Par ailleurs, la femme permet au couple d'assurer une rentrée d'argent dans ce contexte économique morose pour une majorité de Français.

— Et elle arrive à assumer cette situation ! M'exclamé-je, interloquée.

— Ce n'est pas facile et c'est bien la raison de sa visite, elle a besoin d'aide ! L'émotion nous empêche souvent d'être rationnels dans nos décisions et dans nos comportements. J'aide mes patients à ne pas s'enfermer dans leurs ruminations et, surtout, je les encourage à échanger, même concernant des problèmes extérieurs au couple, comme le travail ou l'avenir économique. Il faut se parler, se confier car la situation actuelle est anxiogène et peut nous amener à nous refermer sur nous-mêmes. Il n'y a pas de mésentente dans ce couple, mais chacun est sans doute préoccupé et inquiet pour d'autres choses !

— Vous pensez que c'est pour la même raison qu'on constate depuis le début de la crise sanitaire, une recrudescence d'actes d'intimidation et de harcèlement vis-à-vis de personnels soignants ? J'ai vu à la télévision le cas de cette infirmière et de sa famille dans l'Hérault. Ils ont été obligés de quitter précipitamment leur logement parce que les propriétaires avaient coupé l'eau chaude et l'électricité…

— Malheureusement, ce n'est pas un cas isolé ! Vous avez peut-être aussi entendu le cas d'une jeune aide-soignante qui a partagé sur son compte Facebook le mot rédigé anonymement et affiché par un voisin sur la porte d'entrée de son appartement. Pour moi, tout cela témoigne en partie de l'ignorance, mais surtout de la peur profonde d'un ennemi invisible. À Mexico par exemple, des bus, affrétés par la mairie, attendent les personnels de santé pour les protéger des agressions !

— Parmi les restrictions dues à cette crise sanitaire, que pensez-vous du fait d'empêcher les vivants de voir les morts ?

— Cela nuit gravement au travail de deuil, avec des conséquences psychologiques individuelles et sociales lourdes et parfois durables. Les rites funéraires procurent un apaisement et atténuent le sentiment de culpabilité.

— La situation est grave et on a besoin d'une solidarité nationale pour surmonter cette épreuve difficile ! Dis-je pour conclure notre conversation. Célibataire, je me suis inscrite en volontaire sur la plateforme Renforts-Covid.fr pour rejoindre une équipe médicale en Île-de-France durant une semaine au mois d'avril.

Rapidement après le début du confinement, les violences conjugales et interfamiliales ont augmenté nécessitant la mise en place d'un système d'alerte avec le 114. Dès la première semaine, le ministère de l'Intérieur avait signalé une augmentation des faits de 32 % en zone gendarmerie et de 36 % dans la zone de la préfecture de Paris.

A bien des égards, ce douloureux confinement me rappelle la célèbre expérience du Professeur Henri Laborit sur les rats en cage compartimentée, racontée dans le film d'Alain Resnais en 1980, Mon oncle d'Amérique.

Le rat est placé dans une cage à deux compartiments, c'est-à-dire dont l'espace est séparé par une cloison, dans laquelle se trouve une ouverture. Le plancher est électrifié. Régulièrement, une sirène annonce l'arrivée du courant électrique dans le grillage du plancher.

Au départ, il ne le sait pas mais il va s'en apercevoir assez vite pour passer dans la pièce d'à côté à travers l'ouverture. La même chose va se reproduire quelques secondes après dans le compartiment où il vient de se réfugier. Par contre, il apprendra aussi très vite qu'il peut éviter la punition du petit choc électrique dans les pattes en repassant de l'autre côté. Et ainsi de suite pendant une dizaine de minutes par jour pendant sept jours consécutifs.

Dans ce contexte, il va rester en parfaite santé en ayant cette possibilité d'éviter la « punition » par la fuite.

Dans la deuxième situation, l'ouverture est condamnée entre les deux compartiments. Par ce qu'il appelle « l'inhibition de l'action », le professeur Laborit a remarqué qu'à l'inverse, le rat périt en quelques jours quand il se trouve dans une situation où il est obligé de subir le choc électrique sans pouvoir prendre la fuite.

Dans une troisième situation, il ne peut pas toujours s'enfuir mais il sera avec un autre rat tout en recevant les « punitions ».Il va se jeter sur son adversaire même si cette lutte est absolument inefficace pour changer la situation. Au bout de quelques jours, ils étaient toujours en très bonne santé !

Le professeur Henri Laborit en a conclu que le simple fait d'agir est positif pour la santé. En outre, il est crucial de ne pas vivre un traumatisme tout seul.

Autant d'enseignements dans cette épreuve de confinement, de restriction et probablement de chômage que nous subissons dans ce drôle de guerre !

Mais nos autorités avaient-elles d'autres choix pour une épidémie potentiellement mortelle pour 0,5 à 1% de la population française (soit plus de 300 000 personnes) ?

Ailleurs, et depuis la réouverture des services publics dans certaines provinces chinoises, les administrations sont submergées et prises d'assaut par les demandes de divorce...

* * * * *

Dans son allocution du 12 mars, le président Emmanuel Macron déclarait : « Jamais de telles épreuves ne se surmontent en solitaire. C'est au contraire en solidaires, en disant "nous" plutôt qu'en pensant "je", que nous relèverons cet immense défi. »

Le site web de la Réserve civique a été redéployé pour mobiliser les forces du pays prêtes à s'engager bénévolement pour faire face à l'épidémie de Covid-19. Ainsi, le site *Jeveuxaider.gouv.fr* a été dimensionné pour accueillir jusqu'à 600 connexions par seconde, soit plus de 2 millions d'inscriptions par heure. Depuis son lancement le 22 mars 2020, près de 250 000 personnes ont rejoint la Réserve civique ; en une semaine 45 000 Français sont déjà mobilisés sur le terrain. Extraordinaire torrent de bonnes volontés !

Dans le secteur sanitaire, le 25 mars, le ministre Olivier Véran demande aux professionnels de santé qui ne sont pas encore sur le front, de se porter volontaires pour venir renforcer le système de santé, dans un contexte où les équipes médicales, sollicitées sans arrêt, sont à bout de souffle et les hôpitaux au bord de l'effondrement. Une liste de compétences particulièrement recherchées a été dressée par le ministère des Solidarités et de la Santé.

Les autorités sanitaires redoutent que l'épidémie décime le contingent du personnel soignant, d'où des demandes de renfort exponentielles. Ainsi, 490 cas positifs sont recensés à Paris parmi les médecins, les aides-soignants, les infirmiers, brancardiers, ambulanciers... Dans un élan de solidarité sans faille, 7 707 personnes se sont déjà inscrites en six jours sur la plate-forme Renforts-Covid.fr.

Pendant que je me rends sur la région parisienne, deux TGV médicalisés font le voyage inverse pour transférer 48 nouveaux patients atteints de la Covid-19 vers des établissements de la Nouvelle-Aquitaine. D'ailleurs, la SNCF décide de rendre gratuits les trajets avec TGVOUI et Inter-cités pour les soignants partis renforcer les hôpitaux et cliniques pendant la crise sanitaire.

À la gare de Montparnasse, en faction à l'entrée du quai et les visages fermés sous leurs masques, les agents de police contrôlent les justificatifs de déplacement et les papiers d'identité à portée de main avant de laisser les voyageurs intimidés accéder aux trains. En boucle, on entend les consignes de sécurité diffusées par les haut-parleurs : « Saluer sans serrer la main et éviter les embrassades. Ceci est un message du ministère chargé de la Santé et de Santé publique France. » Je me dirige tranquillement vers la file réservée uniquement au personnel médical ou militaire en raison de l'état d'urgence sanitaire.

Paris apparaît sous un autre angle dans le silence imposé par plusieurs semaines de confinement. La ville est vidée de ses bruits, de ses foules, dans une ambiance presque lunaire. Quelques rares passants déambulent en tenue estivale, certains visages masqués, dans les rues balisées par les rideaux baissés des commerces et des restaurants. Les monuments deviennent visibles et les statues se dressent, seules et majestueuses dans les jardins publics fermés. À bord de mon taxi gratuit, je distingue la silhouette de la Tour Eiffel sans son manteau de pollution, et les bateaux-mouches à quai sur la Seine dont l'eau n'ondule presque plus.

Grâce à la plateforme *Appart-solidaire* lancée par le ministère de la Cohésion des territoires, en partenariat avec AirBnb, j'ai pu décrocher un logement gratuit pour mon combat au front contre le coronavirus dans la région parisienne. À peine installée dans mon logement, j'appelle mes parents :

— Allô maman ! C'est Jeanne et je suis à Paris.

— Bonjour Jeanne ! C'est une bonne surprise ! Tu viens loger chez nous ! s'écrit-elle toute contente de m'entendre et de me savoir sur Paris.

— Bien sûr que non, maman ! Rappelle-toi qu'on est en période de confinement total pour cette épidémie virale ! Je suis à Paris pour donner un coup de main à mes collègues dans les établissements sanitaires.

— Ah non, Jeanne ! Tu ne vas pas nous faire ça ! Tu sais très bien que c'est dangereux actuellement sur Paris. Tu n'as pas peur ? Et pourquoi tu fais ça ?

— Oh que si, maman ! Cependant, je dois laisser ma peur pour aider mes collègues et mes compatriotes dans cette épreuve si difficile pour la nation ! Je veux me rendre utile pour les autres. Tu comprends ?

— Bien sûr que oui ma chérie, mais j'ai peur pour toi ! Je te passe ton papa et gros bisous !

— Bonjour, ma petite rebelle ! marmonne mon père sur un ton calme. Alors, tu joues au héros ?

— Pas du tout, papa ! Je fais mon devoir à mon niveau, comme ces milliers de volontaires dans cette guerre sournoise contre ce virus. Je souhaite pouvoir dire un jour que j'étais là pendant cette période inédite.

— Tu as parfaitement raison, Jeanne ! Je suis fier de toi, mais protège-toi bien et pense à nous ! Je prie pour toi tous les jours et que le Seigneur te garde !

— Ne t'en fais pas, papa ! Je serai prudente et déterminée. Comment vivez-vous ce confinement tous les deux ?

— On échange beaucoup avec ta mère tous les jours et on suit attentivement les informations, plus particulièrement celles de ta région gasconne. Malgré cette privation de liberté, on essaie de positiver ! On regarde souvent des albums photos de la famille et aussi des vieux films.

— Je vous laisse, car je vais me reposer. Je suis ici pour une semaine et je vous donnerai des nouvelles à mon retour. Bisous !

Je rejoins donc pour une semaine un centre de prise en charge dédié à la Covid-19 en Île-de-France. Ce centre reçoit uniquement les personnes suspectées d'être touchées par le coronavirus. Il est ouvert sept jours sur sept, en continu de 9 h 00 à 18 h 00, et accueille sur rendez-vous des malades adressés par le SAMU, les services d'urgence, la Caisse primaire d'assurance-maladie (CPAM), des associations de visites à domicile, des médecins traitants, mais aussi des patients sans médecin traitant.

En lien avec l'ARS et l'Assurance Maladie, les différents acteurs de la santé se sont organisés pour mettre en place ce nouveau dispositif de prise en charge dédié à la Covid-19 dont l'objectif est :

♦ d'optimiser la prise en charge des patients présentant des symptômes pouvant s'apparenter à la Covid-19 dans un cadre sécurisé ;

♦ d'éviter la propagation du virus dans les structures de soins habituels, permettant ainsi la prise en charge optimisée des autres patients dans les cabinets de ville ;

♦ d'intégrer une interconnexion forte avec le Centre 15 et les services territoriaux d'accueil des urgences, afin d'avoir une régulation médicale efficace des flux de patients et des demandes de soins.

L'équipe est bien rodée dans sa mission et chacun assume son rôle. Aujourd'hui, je relaye le docteur Mumba qui a terminé sa matinée. La cinquantaine passée, l'homme chauve apparaît fatigué : des traits tirés et des cernes creusent son visage. Paupières et queues de sourcils chutent et on devine sous le masque les coins de sa bouche affaissés, à peine dissimulés par une barbe de trois jours.

— Bonjour et bienvenue, chère collègue ! dit-il en respectant bien les mesures de distanciation. Merci d'être venue à la rescousse dans cette vague déferlante !

— Vous savez, je ne fais que mon devoir et je suis heureuse d'être ici pour une semaine avec vous ! Il y a beaucoup plus de monde que dans mon petit coin du Gers !

— Je n'ai jamais rien vu d'aussi contagieux, poursuit-il, et on ne peut rien faire pour l'éviter ! Avant de venir ici, je travaillais au service des urgences d'un hôpital parisien et j'ai craqué devant ce rythme infernal. Les soignants ont beaucoup de mérite, prêts à faire double, triple tâche ! Pour moi, c'est le corps qui ne pouvait plus suivre, quoi que moralement... Je n'ai plus 20 ans, mademoiselle !

— Ça fait longtemps que vous travaillez sur Paris ?

— Presque 30 ans et le rythme était déjà soutenu en temps normal, dans des conditions de travail non satisfaisantes ! Avec cette épidémie, on recevait parfois aux urgences plus de 700 appels par jour. On vivait dans l'angoisse avec le manque de protection, notamment les masques FFP2, denrée rare verrouillée, mise sous clé en raison de vols ! D'ailleurs, tout est rare, précieux, vital dans ce contexte, comme les médecins, les soignants, les lits disponibles, les ambulances... Et il faut faire le bon choix et vite !

— Je vous comprends ; c'est énormément stressant comme travail, à la fois physiquement et psychologiquement.

— C'est encore pire quand il s'agit des appels venant des EHPAD, des maisons de retraite. Parfois, on nous appelle pour plusieurs cas au même endroit et qu'il nous faut classer par niveau d'autonomie pour la décision médicale. On distingue : GIR1 pour les grabataires, GIR2 avec des fonctions mentales non altérées mais nécessitant un besoin d'aide permanente, GIR3 avec un besoin d'aide seulement quelques fois par jour et GIR4 avec la capacité de se déplacer. Dans un hôpital au bord de l'implosion, les GIR1 et GIR2 ont peu de chances d'être admis, faute de lits. C'est très dur pour un médecin d'accepter une telle situation ! J'en pleure parfois à chaudes larmes de désespoir !

— Il s'agit d'une crise sanitaire hors normes pour notre pays et le monde entier. C'est justement le sens de mon implication sur Paris, pour épauler mes collègues.

— Merci beaucoup de votre participation ! Imaginez-vous que l'hôpital perd, chaque jour, une cinquantaine de soignants victimes du virus ! Seule notre solidarité permettra de tenir le système ! Et puis je pense régulièrement à ma famille au Congo et à mes frères et sœurs africains. Quel choix impossible face à la tragédie qui s'annonce : arrêter la contagion ou éviter une famine généralisée ?

— Connaissez-vous votre collègue et compatriote, le docteur Jérôme Munyangi ?

— Oui, c'est un spécialiste de l'Artemisia, responsable des essais cliniques, recherches scientifiques à La maison de l'Artemisia, ONG française basée à Paris et dirigée par le docteur Lucile Cornet-Vernet. La tisane d'Artemisia afra est utilisée en Afrique pour traiter le paludisme, véritable fléau avec ses 405 000 décès dans le monde en 2018, dont 94 % en Afrique. L'artémisinine est le principe actif tiré de cette plante à côté de pas moins de 400 autres. En 2001, il a été considéré par l'OMS comme le plus grand espoir dans le traitement du paludisme avant qu'il soit interdit en 2012 pour une sombre histoire de résistance, sauf sous la forme de combinaisons thérapeutiques (CTA). Paradoxalement, le docteur Tu Youyou est devenu, en 2015, la première Chinoise prix Nobel de médecine pour avoir démontré l'efficacité d'un extrait de l'Artemisia annua dans le traitement antipaludéen.

J'ai vu récemment que le docteur Jérôme Munyangi travaille sur un protocole d'essai clinique contre la Covid-19. Il aurait proposé cette étude aux différents pays africains. En effet, au début de la crise du coronavirus, son équipe a comparé la tisane d'Artemisia avec une molécule appelée « interféron ». La tisane montrait ainsi une efficacité sur ce virus et il faudrait mettre en place une étude clinique de grande envergure. J'espère que l'Afrique répondra à cet appel d'offre de son fils.

— Rachel, ma secrétaire, m'a raconté que ces jours-ci que le président Malagasy Andry Rajoelina a déclaré le 8 avril : « J'ai reçu une lettre le 24 mars indiquant que Madagascar possède le remède qui pourrait, au conditionnel car on doit encore le prouver, guérir le coronavirus. » Avant de poursuivre : « On va faire les essais et je suis convaincu que Madagascar va trouver ce remède. » Il a ajouté : « On peut changer l'histoire du monde entier. » Y aurait-il un lien entre les deux événements ?

— Partout sur la planète, la recherche d'une combinaison miracle contre la Covid-19 est lancée, accompagnée à certains endroits de prières. Je souhaite de tout mon cœur que l'Afrique prenne part à cette course en se basant sur sa biodiversité, tout en développant, finançant et appuyant ses propres recherches !

— Qu'il en soit ainsi, car le monde est en péril ! Dis-je en prenant place derrière la table pour accueillir mon premier patient de la journée. Vous savez, ajouté-je, j'ai une profonde inquiétude concernant le problème du renoncement aux soins dans cette période de confinement. J'espère qu'il n'y aura pas de grosse vague par la suite !

L'utilisation de l'Artemisia sous sa forme combinée CTA a permis de réduire de manière significative le taux de mortalité par paludisme dans le monde. Ainsi, il a chuté de 45 % entre 2000 et 2012. Dans la région du Mékong, l'incidence du paludisme a même chuté de 95 % entre 2010 à 2018.

Dans cette pandémie virale, on observe actuellement que les pays touchés par le paludisme semblent résister comparativement à d'autres continents. Y aurait-il un effet de l'Artemisia ?

Ma mission sur la région parisienne s'est terminée sans heurt ni stress excessif. Malgré le sentiment du devoir accompli dans cette guerre sanitaire, je ne suis pas réellement sereine. Je n'arrive pas à chasser de mon esprit ces hommes et ces femmes qu'on aurait pu sauver si on avait eu l'espace, les hommes et le matériel pour les traiter convenablement : ce sont « des pertes illégitimes. »

9

Dans son discours du 13 avril 2020, le président de la République Emmanuel Macron annonce l'éventualité d'un déconfinement à partir du 11 mai 2020. Dans son allocution, il précise que « les personnes âgées, en situation de handicap sévère et les personnes atteintes de maladies chroniques » devraient encore rester chez elle. De vives réactions s'ensuivent !

L'Académie de médecine critique sévèrement cette décision en plaidant pour « une méthodologie de déconfinement respectueuse de l'humain. » Elle juge que « la tentation simplificatrice consistant à gérer cet épisode par tranches d'âge et à imposer aux personnes âgées, au nom de leur propre protection, de rester confinées, n'est pas satisfaisante. » Elle propose finalement de respecter les trois principes suivants :

♦ D'abord, inciter la population générale à la solidarité intergénérationnelle en continuant à appliquer en tous lieux et en tout temps les règles d'hygiène et les mesures barrières, incluant le port d'un masque grand public, qui contribueront à créer pour les personnes fragiles un environnement favorable ou à moindre risque.

♦ Ensuite, considérer toutes les personnes présentant une fragilité de quelle que nature que ce soit (âge, handicap, maladies chroniques) comme des personnes responsables et utiles à la société, et ne leur proposer que des recommandations, à l'exclusion de toute réglementation contraignante et arbitraire.

♦ Enfin, respecter dans tous les cas la décision du patient, issu du colloque singulier qu'il entretient avec son médecin.

Pour sa part, le professeur Jean-François Delfraissy, président du conseil scientifique sur la Covid-19, déclare que cette mesure toucherait 18 millions de personnes à risque qui devront rester confinées, même après l'allégement du confinement prévu le 11 mai.

De retour dans le Gers, le 16 avril, je m'empresse d'écouter, comme tous les soirs, le bulletin récapitulatif de l'ARS Occitanie. On dénombre 32 hospitalisations en cours dont trois en réanimation, 29 retours à domicile et 10 décès. Comme convenu, j'appelle mes parents pour leur donner de mes nouvelles.

— Allô papa, comment allez-vous ? Je suis rentrée de Paris saine et sauve, comme promis !

— C'est bien ma fille, mais ça ne va pas fort de notre côté ! Le discours du président Macron nous a démoralisés complètement.

— Pour quelles raisons ?

— Tout simplement parce que nous avons le sentiment, avec ta mère, d'être considérés comme des citoyens de second rang. Ce n'est pas juste : nous avons un certain âge, certes, mais nous n'avons aucune maladie chronique, ni de handicap ! Nous ne pourrons pas supporter longtemps cette ségrégation, car nous souffrons de cet isolement imposé et qui dure.

— Je suis entièrement d'accord avec toi ! D'ailleurs, l'Élysée a fait marche arrière en raison de la polémique qui n'a cessé de s'intensifier depuis cette intervention présidentielle. À présent, le chef de l'État « ne souhaite pas de discrimination » des personnes âgées et appelle « à la responsabilité individuelle » de chacun.

— Qu'est-ce que tu penses de cette date de déconfinement partiel, ma chérie ? me demande ma mère, plus apaisée.

— Pour l'instant, je ne sais pas trop quoi penser car nous n'avons pas encore tous les éléments ! Mais en tant que scientifique, je suivrai les prérequis du Conseil scientifique sur la Covid-19. D'ailleurs, le président du Conseil a déclaré que « si on n'a pas les prérequis, il faut rester confinés ».

— Tu pourrais nous dire un mot de ces prés requis ? Questionne à son tour mon père, visiblement plus détendu.

— Pour simplifier les choses, il faudrait :

Primo : la mise en place d'une gouvernance en charge de la sortie du confinement.

Secundo : des hôpitaux et des services sanitaires reconstitués.

Tertio : des capacités d'identification rapide des cas et de leurs contacts, d'isolement des patients et de tous les porteurs sains contagieux.

Quarto : un système de surveillance épidémiologique capable de détecter les nouveaux cas et une reprise de l'épidémie.

Quinto : des critères épidémiologiques comme la réduction du nombre journalier d'hospitalisation et de réanimation.

— Y aurait-il d'autres critères épidémiologiques ? Interroge mon père, désormais très concentré.

— Effectivement, le Comité scientifique demande aussi une réduction du nombre de reproductions sur le territoire qui doit être inférieur à 1(R>1).

— Attends ! Là je ne te suis plus avec cette histoire de R ! Tu peux me l'expliquer ?

— Le « R zéro » désigne le taux de reproduction de base d'un virus. Sa mesure permet de dire combien de personnes en moyenne seront infectées par une personne contaminée par ce virus. Or, ce taux est le produit de trois facteurs. Tu me suis là ?

— Parfaitement ! Tu peux poursuivre ton explication !

— Le premier facteur est le risque de contracter le virus lors d'un contact, d'où l'importance de respecter une distance sociale d'au moins un mètre comme à l'heure actuelle. Le deuxième facteur concerne le nombre de contacts par jour, d'où la mise en place du confinement actuel : si l'on diminue le nombre de contacts de moitié, on diminue le « R zéro » de moitié !

Le troisième facteur réside dans le nombre de jours où une personne infectée reste contagieuse, il est considéré jusqu'à 14 jours pour le coronavirus.

Tu comprends donc que les mesures de prévention et de contrôle visent à abaisser les valeurs de chacun de ces trois paramètres. Si le « R zéro » est supérieur à 1, un malade va contaminer plus d'une personne. Ainsi, l'épidémie va prendre de l'ampleur.

— Si j'ai bien compris, il faudrait donc que ce « R zéro » soit inférieur à 1 pour que l'épidémie puisse diminuer, voire disparaître !

— Tu as tout compris papa et je vais passer au dernier prérequis : des stocks de protection matérielle pour l'ensemble de la population.

— Et que dit votre Académie de médecine à ce sujet ? Intervient ma mère, manifestement à son aise dans cette discussion.

— Sa position est beaucoup plus simple avec une obligation de port des masques, le développement au plus vite d'un vaccin, un fondement de la décision sur une base régionale et non par classe d'âge. Elle n'accorde pas beaucoup d'intérêt aux tests biologiques et s'intéresse plutôt à la sérologie.

— J'ai aussi une autre grande inquiétude, ajoute mon père en soupirant. C'est le volet économique de cette crise sanitaire. Tu sais que les experts prédisent une perte de 3 points du PIB pour la France en un mois de confinement ! Le pays est en arrêt presque total depuis des semaines et des mouvements sociaux sont à craindre. Après l'épidémie virale, je crains fort une épidémie de chômage de masse, malheureusement !

— Eh ben ! s'exclame ma mère, je n'aimerais pas être à la place de M. Macron ! La globalisation n'a pas que des effets bénéfiques et on voit bien dans cette crise notre dépendance vis-à-vis des autres nations. Notre souveraineté est mise à mal ! Je pense que nos autorités ont manqué d'anticipation. L'enjeu est de taille et je lui souhaite bon courage pour la suite des événements !

* * * * *

Loin du calme du pays gascon et à la façon des jours de grand match de football, des concerts de klaxons retentissent devant l'hôpital de la Timone, boulevard Jean-Moulin à Marseille. Un jour, c'est une file indienne de camions des agents de la propreté de la métropole d'Aix-Marseille et, un autre jour, un défilé de chauffeurs de taxi. Ils sont là pour soutenir le personnel soignant, mais aussi le professeur Didier Raoult, directeur de l'Institut hospitalo-universitaire (IHU) Méditerranée. Ainsi, une grande banderole à sa gloire a été installée devant son institut par des supporters de l'Olympique de Marseille (OM).

Dans cette course planétaire pour contrer la Covid-19, le professeur Didier Raoult reste omniprésent dans les médias. Il apparaît même en deuxième place du baromètre Odoxa sur les personnalités politiques (sic) préférées des Français.

Voici quelques-unes de ses phrases qui ont déclenché la polémique :

- « On est devenus fous parce que ce sont les gens qui ne font pas de médecine qui parlent de médecine. La médecine, c'est de pratiquer le soin au quotidien, à des gens qui sont malades, et de leur donner un traitement. On ne leur dit pas "Rentrez chez vous, et si vous n'arrivez plus à respirer venez à l'hôpital". Ce n'est pas ça la médecine. Il s'est creusé une espèce de fossé, ce n'est pas moi, je ne suis que le représentant de ça, entre la pratique médicale et les gens qui confondent la pratique médicale et la recherche. À chaque fois que vous voyez un malade, c'est un malade, ce n'est pas un objet de recherche. Vous ne pouvez pas transformer les malades en objet de recherche. »
- « Il y a une déconnexion entre richesse et capacité à répondre à des situations de cet ordre-là. Moi, j'ai été capable d'y

répondre, car j'ai une partie de moi qui est africaine. Une partie de mes origines me laisse l'idée que l'on doit traiter les maladies infectieuses. »

♦ « Et sur le plan de l'éthique médicale, j'estime ne pas avoir le droit en tant que médecin de ne pas utiliser le seul traitement qui ait jusqu'ici fait ses preuves. »

♦ « Trouver une solution simple, avec un médicament ancien pour un problème nouveau, est quelque chose qui est difficilement envisageable dans nos sociétés. »

♦ « Pour le traitement de la Covid-19, tout le monde utilisera la chloroquine. »

♦ « L'histoire de l'hydroxychloroquine est l'histoire la plus fantasque que j'ai entendue en médecine de ma vie. Un médicament qui existe depuis 80 ans, qui a été prescrit peut-être à un tiers de la population mondiale. Qui en France a été vendu à 36 millions de pilules par an, et d'un coup, toutes les autorités commencent à dire que c'est quelque chose d'épouvantable, criminel, qu'on va tous mourir d'arythmie cardiaque parce qu'on prend de médicament. Je n'ai jamais entendu parler d'un truc aussi fantasque que ça, c'est inouï, inouï. »

♦ « On ne peut pas mener une guerre avec des gens consensuels. Le consensus, c'est Pétain. Insupportable. »

♦ « Il faudrait refaire une étude sur l'intérêt du parachute. Prendre 100 personnes, la moitié avec des parachutes et l'autre sans, et compter les morts à la fin pour voir ce qui est plus efficace. Quand vous avez un traitement qui marche contre zéro autre traitement disponible, c'est ce traitement qui devrait devenir la référence. »

- ♦ « Les Chinois ne mentent pas plus que les Français. »
- ♦ « La deuxième vague, c'est de la science-fiction. »

Médecin infectiologue et épidémiologiste mondialement connu, il apparaît comme l'une des personnalités les plus controversées et fascinantes de cette crise sanitaire mondiale. Avec ses longs cheveux et sa barbe qui lui confèrent une grande gueule assumée, l'homme robuste se moque des critiques avec un esprit provocateur et un franc-parler déconcertant. Sa conviction sur l'efficacité de l'hydroxychloroquine (Plaquenil) contre le coronavirus se trouve au cœur du débat passionné et passionnel dans le monde scientifique et médical français.

— Alors, comment va notre héros en blouse blanche depuis sa mission parisienne ? Me taquine le docteur Anglade, en me croisant ce matin au cabinet.

— Heureuse d'avoir accompli mon devoir, monsieur Anglade ! Quelle est la situation de la Covid-19 dans notre coin ?

— Pour l'instant, on n'a pas cette grosse vague comme dans l'Oise et le Grand Est. Le dernier bulletin de ce 30 avril répertorie 29 hospitalisations dont quatre personnes en soins intensifs et 17 décès depuis l'épidémie. Je ne sais pas si vous avez vu à la télévision qu'on est en zone verte sur la première carte départementale provisoire de déconfinement.

— Effectivement, ce n'était pas une surprise ! Par contre, j'ai été frappée par la couleur rouge du département du Lot. Leur député a dit qu'il n'y avait qu'une seule personne en réanimation au centre hospitalier de Cahors. Si c'est une erreur, elle est impardonnable à ce niveau de guerre sanitaire. Vous imaginez les conséquences psychologiques de cette décision sur la population déjà durement frappée par ces plusieurs semaines de confinement !

— J'ai suivi attentivement l'interview d'une heure du professeur Didier Raoult sur la chaîne BFM TV. Et vous ? me demande mon collègue, brutalement sérieux et grave.

— On ne peut pas louper ça ! Je trouve que ce débat est trop passionné dans un moment qui réclame de l'apaisement. Je ne suis ni pour ni contre sa proposition de traitement par hydroxychloroquine. Je trouve, par contre, inopportun de mettre ce débat scientifique sur les plateaux de télévision ! Cette situation ne fait qu'alimenter l'angoisse de la population qui constate la divergence de points de vue des scientifiques, souvent enfermés dans leurs certitudes. N'a-t-on pas le droit de dire « Je ne sais pas » ?

— Je suis en colère ! Commente le docteur Anglade, visage tendu et sourcils froncés. C'est scandaleux de nous envoyer en première ligne avec les autres professionnels de santé et sans protection suffisante ! Combien ont eu la maladie sur le front et combien sont décédés ? Le Haut Conseil de la Santé publique recommande de ne pas utiliser la chloroquine, ni l'hydroxychloroquine dans la lutte contre le coronavirus, à l'exception de formes graves, à l'hôpital. C'est encore un mépris de la médecine libérale comme à l'époque de l'épidémie H1N1 en 2009 !

— Qu'est-ce qui s'est passé à l'époque ? Lui demandé-je les yeux grands ouverts.

— On ne nous a pas confié la vaccination des patients alors que nous les connaissons mieux que quiconque ! Cela fait des années que nous utilisons l'hydroxychloroquine pour nos patients porteurs de polyarthrite rhumatoïde et nous connaissons parfaitement le rapport bénéfice sur risque de ce médicament. Il s'agit d'une molécule connue depuis 60 ans ! Que la vente soit réglementée me paraît tout à fait normal pour éviter le risque de stockage et d'éventuels problèmes d'automédication. Le rôle du médecin est de soigner, de faire son travail en son âme et conscience. Je traiterai mes patients comme si c'était moi-même ou des membres proches de ma famille.

Par contre, l'État doit nous donner les moyens, pas nous en empêcher ! Ce manque de confiance est tout à fait révoltant et scandaleux !

— C'est peut-être une mesure de prudence par application du principe de précaution qui anime les dirigeants et certains scientifiques dans leurs décisions ! Lui dis-je timidement, en hochant la tête, le regard bienveillant.

— Je peux comprendre parfaitement, mais nous sommes dans une situation inédite et exceptionnelle de pandémie virale. C'est une guerre pour laquelle nous ne disposons pas de traitement miracle. Je pense qu'il faut être pragmatique avant tout ! C'est dur pour un médecin de ne pas tenir son serment d'Hippocrate : faire pour le mieux, dans l'état de ses connaissances et dans l'état de la science ! La prescription des médicaments est de sa responsabilité et il assumera les conséquences. Je veux pouvoir me regarder dans une glace chaque matin …

Sincèrement, pensez-vous que le professeur Didier Raoult soit un charlatan avec ses plus de 10 ans d'expérience dans l'utilisation de ce produit comme un antiviral ?

— Je ne crois pas, sinon le président Macron ne serait pas venu lui rendre visite à son institut, dis-je en le fixant des yeux, un sourire aux coins des lèvres. Il est tout à fait normal qu'on puisse émettre des doutes quand une personne affiche des résultats sortant des sentiers battus.

— Je suis entièrement de ton avis, mais la recherche de nouveaux médicaments demande beaucoup d'argent et de temps (souvent plus de dix ans). Dans cette situation d'urgence, les chercheurs et les cliniciens doivent travailler de concert pour trouver le ou les médicaments accessibles, peu chers, avec peu d'effets indésirables et ayant une certaine efficacité sur le coronavirus. La démarche de la biopharma Pharnext du professeur Daniel Cohen me semble parfaitement cohérente avec sa pléothérapie.

— En quoi consiste cette pléothérapie ?

— Elle consiste à repositionner et à combiner des médicaments existants à doses réduites pour des maladies qui ne disposent pas de traitement à l'aide d'une solution d'intelligence artificielle. Cette stratégie permet de gagner du temps puisqu'on dispose déjà de données chez l'homme. Par conséquent, elle est parfaitement adaptée à cette situation d'urgence sanitaire avec le coronavirus.

— Pourriez-vous m'en dire davantage sur cette approche ?

— Vous vous rappelez certainement du scandale du Mediator. Depuis ce problème, la loi autorise l'utilisation les données anonymisées de l'Assurance maladie (big data). Ainsi, il est possible actuellement d'établir une corrélation entre un médicament prescrit et l'état du malade infecté par le coronavirus par l'accès à ses données de prescriptions médicamenteuses et à leur analyse. Figurez-vous que la plateforme n'a mis que trois jours pour identifier 97 médicaments capables d'agir sur le coronavirus ! Encore faut-il bien maîtriser l'utilisation de ce big data !

— Avez-vous une idée sur le mode d'action de ces médicaments ?

— Quand le virus infecte une cellule, celle-ci peut enclencher un processus de suicide cellulaire (apoptose) pour empêcher le virus de proliférer, et ainsi protéger l'organisme. Le coronavirus inhibe ce processus d'apoptose pour continuer à se propager. Les médicaments sélectionnés empêchent le virus d'inhiber l'apoptose. La cellule peut alors s'autodétruire, freinant ainsi la propagation du virus en question. C'est de cette manière que l'hydroxychloroquine et l'azithromycine ont été sélectionnées. Pharnext préfère d'ailleurs la combinaison pour permettre la prescription de doses plus faibles et limiter ainsi les éventuels effets indésirables. Elle combine actuellement ses efforts avec l'IHU Méditerranée du professeur Didier Raoult. Pour moi, cette stratégie serait l'avenir de la recherche et du développement pharmaceutique après en avoir été le « parent pauvre ».

— C'est fort intéressant tout cela et merci de m'apprendre tant des choses ! Je n'ai pas analysé les études du professeur Raoult. J'ai entendu dire qu'il y avait manifestement des biais méthodologiques comme le faible nombre de patients, l'absence de bras contrôle... De toute manière, des études sont à présent menées en France pour répondre à la question de son efficacité. Par contre, je ne suis pas tout de l'avis du professeur quand il dit « fin de partie » pour le coronavirus en février 2020 !

— Certes, c'est une bonne chose, mais je trouve qu'on ne s'adresse pas aux mêmes populations de malades. Je m'explique : dans ces résultats préliminaires, l'équipe du professeur Raoult avait montré que seuls 25 % des patients seraient encore porteurs de virus après six jours de traitement par l'hydroxychloroquine. La charge virale serait encore plus basse au sixième jour chez les malades ayant reçu en plus de l'azithromycine. Il faudrait donc traiter précocement les malades. Or, la majorité des études en cours proposent de manière insistante l'utilisation de l'hydroxychloroquine chez des patients déjà gravement atteints. La probabilité d'un mauvais résultat me paraît importante dans ces conditions et nous allons continuer à compter les jours funestes comme aux États-Unis, en Italie, en Espagne et ailleurs. L'hydroxychloroquine aurait potentiellement son intérêt dans la phase précoce de cette maladie à Covid-19. Il faudrait mettre en place rapidement un essai randomisé pour répondre à cette question.

— Mais avez-vous eu connaissance d'autres études sur l'utilisation de l'hydoxychloroquine, ailleurs dans le monde, dès l'apparition des premiers signes de la maladie ?

— Bien sûr ! Au Brésil, l'équipe du docteur Rodrigo Barbosa Esper a utilisé en traitement empirique cette association de l'hydroxychloroquine avec de l'azithromycine dans les cas de malades suspects de porter la Covid-19 et suivis en télémédecine. Ils ont utilisé un groupe de 412 individus sous traitement et 224 personnes dans le groupe sans protocole. Il en résulte qu'il y a 3 fois plus d'hospitalisations dans le groupe de sujets non traités par le protocole (respectivement 1,9 % contre 5,4 %). Les courbes de cette étude montrent que plus c'est prescrit tôt, plus c'est efficace pour réduire les hospitalisations.

— Avez-vous entendu les résultats de l'enquête lancée par SERMO depuis fin mars ?

— Non, je ne suis pas au courant de cette enquête. En quoi consiste-t-elle ?

— Elle concerne la pratique de 6 200 médecins concernant la prise en charge de la Covid-19 dans 30 pays du monde. Elle montre tout d'abord qu'il n'y a pas de médicament miracle à l'heure actuelle ;

qu'une écrasante majorité utilise toutefois l'association de l'hydroxychloroquine et azithromycine. Cependant, ce traitement ne se trouve qu'en 10e position dans son efficacité en médecine libérale (33 % d'effets positifs) et en 13e position dans les hôpitaux et en réanimation (respectivement 27 % et 13 % d'effets positifs). Il est intéressant de constater que la transfusion de plasma de patients guéris de la Covid-19 est la solution la plus efficace : jusqu'à 59 % d'effets positifs.

— En tout cas, j'ai rejoint le « Collectif Covid-19 laissons les médecins prescrire ». Le connaissez-vous ?

— Pas du tout ! Dis-je avec curiosité.

— Il s'agit donc d'un collectif de médecins dont l'objectif initial était notamment de réaliser une étude pour vérifier l'éventuelle efficacité du traitement proposé par le professeur Raoult en cas d'administration précoce. L'idée était que les médecins touchés par la maladie puissent s'auto-prescrire le traitement. Le laboratoire Sanofi avait accepté de mettre l'hydroxychloroquine nécessaire à la disposition des médecins volontaires. Malheureusement, cette étude n'a pu être mise en place malgré une demande massive des médecins libéraux. En effet, le décret publié le 26 mars 2020 a interdit explicitement la prescription de ce médicament en ville, y compris en auto-prescription. C'est dommage !

— Pourtant, il était en vente libre jusqu'à présent parce que j'en avais prescrit pour mes patients porteurs de polyarthrite rhumatoïde et ils les prennent tous les jours depuis des années ! C'est bizarre que certains mettent l'accent sur ses effets secondaires à l'heure actuelle, m'exclamé-je en levant les bras au ciel. Pour les précautions d'emploi, je reste vigilante en tant que professionnelle et responsable de mes malades ! Pour moi, pourquoi ne pas responsabiliser les acteurs ? Que les médecins qui veulent prescrire le fassent et que les malades préalablement informés d'un éventuel échec et/ou d'effets indésirables, acceptent ou non le traitement !

Cela permettrait de mettre fin à ce débat interminable et infructueux sur ce protocole. On veut savoir tout simplement s'il est efficace ou non en traitement précoce. C'est tout et ce n'est pas une histoire de foi ou de croyance ! C'est du pragmatisme en situation de crise et tout simplement une histoire de bon sens !

— Effectivement, il était en vente libre jusqu'à la mi-janvier et je rappelle que c'est le second médicament le plus prescrit au monde ! Pour moi, l'obstination des autorités à nous refuser de traiter ainsi précocement les malades participe à l'aggravation de la situation par la propagation rapide du virus. Dans ces conditions, l'imposition du confinement était inévitable avec ses conséquences désastreuses sur le plan humain, psycho-traumatique et surtout socio-économique.

— Vous n'avez pas pu faire d'études, alors ?

— Heureusement, si ! Une étude rétrospective a été menée chez 88 personnes infectées par le coronavirus, principalement des médecins et leurs proches. Ce faible nombre de patients est la conséquence du décret interdisant la prescription hors mise sur le marché (AMM) de l'hydroxychloroquine en dehors de l'hôpital. Malgré l'absence de randomisation (méthode de répartition fondée sur le hasard), les investigateurs ont pu obtenir des populations à peu près comparables. La durée de résolution des symptômes était leur critère principal d'évaluation entre les trois bras (34 malades avec un traitement à visée symptomatique, le plus souvent avec du paracétamol, 34 autres malades traités avec de l'azithromycine seule et 20 malades traités par l'association de l'hydroxychloroquine et de l'azithromycine).

— L'étude était-elle positive malgré ces biais ?

— Effectivement, les durées de résolution des symptômes étaient significativement plus basses dans les deux bras avec traitement, comparativement au bras bénéficiant d'un traitement symptomatique. Cette durée était de 25,8 jours dans le dernier bras, 12,9 jours dans le groupe traité par azithromycine et 9,2 jours dans le dernier groupe. À la veille du déconfinement, le collectif propose aux autorités un volet sur les stratégies thérapeutiques avec l'utilisation de l'association hydroxychloroquine et azithromycine en ville, dès l'apparition de symptômes pour éviter l'évolution vers des formes graves. Il suggère, par ailleurs, la mise en place d'autres études pour évaluer l'intérêt de cette association en chimio prophylaxie.

— Sincèrement, je ne sais pas trop quoi penser de tout ça malgré la présomption d'une certaine efficacité ! Par contre, je n'ai pas compris toutes ces contradictions des autorités, en particulier sur les masques et les tests de dépistage. À mon avis, il fallait dire tout simplement à la population que, dans l'immédiat, l'État manquait de masques et de tests, et qu'il les réservait dans un premier temps au personnel de santé. La population est suffisamment adulte pour comprendre ces priorités ; qu'on arrête de l'infantiliser ! En effet, si l'infection décime une grande partie du personnel de santé, c'est tout le système de santé qui s'écroule, avec la catastrophe qui en découle !

— Je suis entièrement de votre avis, chère collègue ! Aujourd'hui, on n'a pas besoin de masques et puis on va dire le contraire le lendemain ; et c'est la même chose pour les tests... Les gens finissent par ne plus croire en rien avec toutes ces contradictions et hésitations de la communication institutionnelle ! Une véritable cacophonie en rapport avec l'incertitude liée, d'une part, aux limites de nos connaissances scientifiques actuelles et, d'autre part, aux mensonges ou dissimulations perpétrés pour des raisons politiques ! Après tant de scandales sanitaires comme l'affaire du sang contaminé, l'amiante..., il est difficile de garder la confiance de la population, notamment dans une période aussi critique et inédite. Les théories du complot fleurissent sur les réseaux sociaux et le discours scientifique s'est adapté aux impératifs politiques. Une citation de Jean-François Ricard me revient : « Le mensonge politique, aujourd'hui, et c'est une nouveauté, vise à tromper avant tout les opinions publiques. Le mensonge politique à l'ancienne visait à tromper d'autres gouvernements. »

— C'est comme dans les régimes totalitaires, ma foi, et qu'on ne s'étonne pas si le niveau de défiance de la population envers les hommes et femmes « politiques » augmente ! Commenté-je en rebelle et en me remémorant la citation d'un humoriste : « Avons-nous un manque de masque ou un masque de manque ? » Au fait, être au gouvernement, serait-ce « gouverne et ment » ?

— N'oublie pas qu'on est en état d'urgence ! Conclut le docteur Anglade, enfin souriant et détendu, en me tapant sur l'épaule. C'est un triple rude combat : à la fois sur le front médical, sur le front économique et sur celui de la communication ! En période de crise, l'adoption d'un comportement totalitaire est souvent le seul moyen d'être efficace. À défaut de pouvoir convaincre, on est amenés à contraindre ! Et puis nous sommes en guerre et nous devons avoir une attitude de médecin de guerre.

— C'est-à-dire ?

— Soigner ! Soigner au mieux de nos connaissances et de nos possibilités pour sauver des vies. Le temps des études n'est pas le temps de la guerre...

C'est une évidence même pour une personne « non expert » !

En 2009, la Haute Autorité de Santé (HAS) avait réalisé une réévaluation de l'hydroxychloroquine. Elle montrait que les médecins avaient fait 108 000 prescriptions de Plaquenil avec une posologie moyenne de deux comprimés par jour et une durée moyenne de 76 jours et que 64% de ces prescriptions émanaient de médecins généralistes. Et la HAS, dans sa conclusion, malgré ces très nombreuses prescriptions, n'a jamais évoqué la dangerosité du médicament, mais au contraire a confirmé que « le service médical rendu par cette spécialité reste important ». Et il est resté en vente libre depuis plus de vingt ans !

* * * * *

« *Primum non nocere* » reste le principal dogme des soignants dans une stratégie d'alliance du « triangle hippocratique » associant le médecin, le malade et la maladie. L'intention est de faire le bien, ou tout au moins de ne pas faire de mal.

L'humanité connaît trois grandes tragédies : la famine, les épidémies et la guerre. La génération qui a vécu la guerre se rappelle clairement des restrictions et principalement du danger de perdre sa liberté, mais surtout sa vie. La société moderne nous permet d'avoir une meilleure qualité de vie, d'être plus ou moins bien protégés des menaces réelles ou extrêmes. Notre rapport aux tragédies a beaucoup évolué, passant d'un statut de « tragédies inévitables » à celui de « défis surmontables ». Gaëlle Clavandier, sociologue et anthropologue, estime que « plus la société se pacifie, plus la tolérance à la violence et à l'aléa diminue ». Dans *Homo deus*, Yuval Harari avance par ailleurs qu'après avoir vaincu la famine, les épidémies et la guerre, l'humanité partira au XXIe siècle à la conquête de trois projets prométhéens : l'immortalité, le bonheur et la maîtrise du vivant.

Ce rejet croissant de l'aléa se répercute aussi sur celui de la mort comme sa conséquence ultime. Philippe Ariès, historien, caractérise ce rapport à la mort en quatre étapes sur un temps plus long :

- « Mort apprivoisée », c'est-à-dire acceptée comme un évènement collectif ;
- « Mort de soi », vécue à la fin du Moyen Âge comme une affaire individuelle ;
- « Mort de toi », avec l'exaltation et la dramatisation lorsque la mort devient un objet romantique ;
- « Mort interdite » au XXe siècle où elle devient médicalisée et tabou, le deuil caché.

D'après Dominique Pécaud dans *la Pensée calculante*, cette volonté des humains de contrôler leur destin entraîne un refus des risques et du tragique. La grippe, le sida, le paludisme sont des maladies connues et constituent des défis surmontables avec un sentiment de contrôle paraissant suffisant. Or, cette épidémie de coronavirus amène un profond désarroi et un sentiment mêlant crainte, précarité, angoisse face à un danger très mal identifié, nouveau, inconnu et terriblement menaçant. Cette peur permanente se lit sur les visages aussi bien des gens que des professionnels de santé. Elle est paralysante et ne serait-elle pas plus forte que le coronavirus ? La terre entière est à genou devant ce minuscule et invisible virus. Il nous donne une leçon d'humilité. Cette peur serait-elle suffisante pour impacter la conscience collective au point de nous faire renoncer à cette illusion de contrôle absolu ?

D'autres défis cruciaux et d'autres sérieuses menaces nous attendent, concernant les problèmes climatique et écologique. Nous avons besoin de prendre de la hauteur pour avoir une vision globale de la situation et, peut-être, reprendre confiance en l'avenir.

10

La sonnerie de mon Smartphone, pourtant apaisante, interrompt une nuit de douceur, bien au chaud sous mon bel édredon bleu moelleux et gonflant. Sortir des bras de Morphée n'est pas facile et se fait angoissant, d'autant plus que je ne suis pas de garde.

— Allo Jeanne, c'est maman ! Chuchote ma mère, presque inaudible. Je m'excuse de te réveiller à une heure aussi tardive, mais ton père vient d'être amené à l'hôpital en ambulance.

— Mais qu'est-ce qui s'est passé ?!

Dans l'affolement, je crie en sortant du lit après avoir allumé ma lampe de chevet.

— On ne voulait pas t'affoler, mais cela fait déjà une semaine qu'il se sent fatigué. Il me disait être fiévreux, mais nous n'avons pas de thermomètre à la maison. Il se plaignait de maux de tête par moment et d'un peu de courbatures.

— Vous n'avez pas appelé de médecin ? Demandé-je sur un ton agacé.

— Bien sûr que si ! répond-elle d'une douce voix. Vois-tu ma chérie, nous avons parfaitement suivi les consignes de l'Assurance-maladie à la télévision ! Ainsi, au bout de deux jours de symptômes, il a appelé son médecin traitant qui s'est assuré de l'absence d'un éventuel contact avec une personne porteuse de la Covid-19. Il lui a également demandé s'il ne présentait pas de perte du goût et/ou d'odorat.

— Qu'est-ce qu'il a conclu alors, à la fin de la discussion ?

— Que, finalement, ton père avait probablement contracté le coronavirus et qu'il faudrait impérativement se confiner sur un minimum de 14 jours. Il n'y avait pas de signe de gravité d'après lui, mais il faudrait impérativement faire le 15 en cas d'étouffement ou de malaise. Il allait nous rappeler demain au téléphone pour prendre des nouvelles, mais l'état clinique de papa s'est brutalement aggravé en début de soirée.

— Qu'est-ce qu'il présentait au juste ce soir ?

— Il se sentait fébrile et, surtout, il commençait à tousser et à manquer de souffle. J'ai donc fait immédiatement le 15, comme prévu, et l'ambulance est venue le prendre au bout de deux heures !

— Mais vous sortez souvent en cette période de confinement ? Portez-vous des masques pour sortir ?

— C'est lui qui faisait les courses deux fois par semaine dans les grandes surfaces et tous les deux jours chez le boulanger, le matin. Jusqu'à présent, nous n'avons pas pu obtenir de masques. J'essaie de rester calme, mais j'ai peur toute seule ici, à la maison.

— J'aurais pu éventuellement vous envoyer des masques, mais je n'en ai pas suffisamment au travail tous les jours. C'est un vrai problème ! As-tu prévenu Sophie ?

— Oui, elle est au courant, je l'ai appelée avant de t'avoir. Elle est morte d'inquiétude pour son père même s'il n'avait pas de comorbidités significatives en dehors de son problème de prostate. J'ai peur mais je suis dans la prière, car c'est mon unique remède contre le désespoir !

— Tu vois maman, c'est dans ce moment-là qu'on a besoin d'Internet chez soi, mais aussi de Smartphone. J'aurais pu contacter papa directement pour avoir de ses nouvelles à l'hôpital de cette manière et même le voir en Skype. Tu sais, la modernité n'a pas que des inconvénients ! Je te rappellerai très tôt demain matin, n'hésite pas à me rappeler avant si besoin.

Après cette mauvaise nouvelle, je n'arrive pas à me rendormir, consommant café et cigare sur cigare. L'attente est infernale dans la mesure où je ne peux joindre directement mon père. Et je ne veux pas déranger mes collègues des urgences, même si la tension retombe doucement depuis plusieurs jours en Île-de-France. Je me remémore ma discussion avec le docteur Mumba sur les grosses difficultés des établissements d'Île-de-France en cette période de pandémie virale. Malgré un personnel dévoué et exceptionnel, mon père aura-t-il de bons soins, au bon moment et au bon endroit ? Au petit matin, je contacte le docteur Mumba pour lui faire part de mes inquiétudes.

— Allo docteur, c'est Jeanne du Gers ! Je m'excuse de vous déranger à une heure si matinale, mais mon père a été hospitalisé hier soir pour une suspicion de Covid-19. Pourriez-vous me donner des informations sur la situation en Île-de-France à l'heure actuelle ?

— Bonjour Jeanne, je suis content de t'avoir au téléphone. À l'heure actuelle, la situation s'est beaucoup améliorée en termes de patients. J'ai un collègue qui travaille dans un centre de dépistage de l'hôpital. En comparant les statistiques et ses propres observations, il a remarqué une forte diminution du taux de positivité des tests PCR. Au cœur de l'épidémie, les tests étaient positifs à 60 %, alors qu'à l'heure actuelle ils ne le sont plus qu'à hauteur de 3 %. Le SAMU, débordé il y a 15 jours encore, ne reçoit plus qu'une cinquantaine d'appels Covid par jour. En outre, les urgences n'ont admis que quatre malades contaminés.

— Vous pensez que c'est lié aux mesures de confinement ?

— Bien évidemment ! Cependant, je pense prudemment que le virus commence à disparaître. En effet, nous sommes dans une région socio-économiquement défavorisée. Les personnes vivant dans des squats, les migrants, les familles nombreuses entassées dans des logements exigus, les miséreux n'ont pas pu respecter le confinement simplement parce qu'ils ne le pouvaient pas. La circulation du virus est probablement moindre, sinon cette population viendrait toujours dans nos services.

— Pensez-vous que l'épidémie est derrière nous ?

— Je suis extrêmement prudent, mais on constate que, dans les pays tempérés, les courbes des nouveaux cas ont toutes la même allure, en forme de cloche, « celle de Gauss, inventeur des statistiques ». On observe une ascension exponentielle, un sommet avec un plateau plus ou moins long, et une chute franche.

— Y aura-t-il une deuxième vague à votre avis ?

— Personne n'a la réponse à cette question, ma chère collègue ! On peut espérer une évolution favorable comme la grippe saisonnière ou le SRAS qui s'est volatilisé ! Le gouvernement a raison de maintenir toutes ces précautions pour limiter ce risque d'une deuxième vague. Ce déconfinement partiel du 11 mai est un test important et il faudra que la population suive à la lettre les consignes si on veut l'éviter. Il faudra rester particulièrement vigilant.

— Auriez-vous des nouvelles de l'Afrique ?

— Elle résiste plutôt bien jusqu'à présent. Le dernier résultat que j'ai consulté en date du 30 avril indique 37 693 cas positifs, soit 1,17 % de la population africaine avec 1 592 décès, soit un taux de 0,70 %. Comparativement, on observe 1 347 380 cas positifs en Europe, soit 41,87 % de la population, avec 132 947 décès, soit un taux de 58,30 %.

À ce jour, dix pays ou territoires ne seraient toujours pas affectés officiellement : la Corée du Nord, le Tadjikistan, le Turkménistan, le Lesotho, les Comores, le Tonga, Salomon, les îles Marshall, Micronésie et Palaos.

Sur les 228 030 décès dans le monde, 212 680, soit 93,3 %, se sont produits dans 18 pays (Inde, USA, Italie, Espagne, France, Royaume-Uni, Belgique, Allemagne, Iran, Chine, Pays-Bas, Brésil, Turquie, Canada, Suède, Suisse, Mexique, Irlande). 199 606 soit 87,5 % ont eu lieu dans les pays occidentaux (USA, Union européenne, OTAN). C'est le camp qui paie aujourd'hui et payera demain le prix le plus fort tant sur le plan humain que sur le plan économique.

Cette relative faiblesse de la pandémie virale en Afrique attire l'attention de nombreux observateurs, tout comme celle de scientifiques et de chercheurs. Jusqu'à présent, de nombreuses hypothèses plus ou moins étayées tentent de donner des explications à ce phénomène complexe mais il est difficile d'établir un lien de cause à effet à l'heure actuelle. Toutefois, on pourrait imaginer la combinaison de plusieurs éléments factuels comme la faiblesse des capacités de tests diagnostiques, l'existence d'une population à majorité jeune, un environnement moins aseptisé qui pourrait renforcer les défenses immunitaires, une faible densité de la population limitant ainsi les interactions et un trafic aérien moins important comparativement à d'autres continents.

Par ailleurs, on observe actuellement que l'épidémie virale est relativement moins importante dans les régions infestées par la malaria, comme dans celles pratiquant une politique de vaccination universelle par le BCG.

On connait, en outre, l'existence de systèmes immunitaires génétiquement différents entre Africains et Européens. Dans une vaste étude publiée dans la prestigieuse revue *Cell*, des chercheurs de l'institut Pasteur et du CNRS ont apporté la preuve que l'héritage que les Européens tiennent de l'homme de Néandertal a en particulier influencé leur aptitude à se protéger des virus[1].

Enfin, on ne peut pas écarter l'éventualité d'une manipulation des données par les pouvoirs en place, comme un peu partout à travers le monde.

Ce vaste champ mérite ultérieurement d'être pleinement et scientifiquement exploré.

---

1. "Genetic Adaptation and Neandertal Admixture Shaped the Immune System of Human Populations", *Cell*, 20 octobre 2016. DOI:10.1016/j.cell.2016.09.0249

— Personnellement, j'ai une crainte pour l'hémisphère sud avec le passage à l'automne et l'hiver ! Dis-je, plutôt apaisée par les paroles rassurantes du Docteur Mumba sur la situation en Île-de-France. Merci beaucoup de cet éclairage et encore mes excuses de vous avoir dérangé si tôt le matin !

— De rien, Jeanne ! Dans une Afrique sous-équipée, la chloroquine est ainsi perçue comme le seul espoir face au pic de l'épidémie. Des générations d'Africains ont pris ce traitement des années durant avant l'apparition de résistance à la chloroquine. C'est un plaisir d'échanger avec toi et bon rétablissement à ton père !

Quelques minutes après ce coup de fil, mon Smartphone sonne. J'entends la voix de ma mère à l'autre bout.

— Jeanne, j'ai une bonne nouvelle ! s'écrit-elle joyeusement. Ton père rentre chez nous ce matin et le test au coronavirus est revenu négatif. Il n'a donc pas cette maladie virale et le Seigneur a exaucé mes vœux !

— Les médecins t'ont dit qu'il n'avait pas le Covid-19 ?

— Non, mais le test est négatif ! me répond-elle d'une voix assurée, visiblement excitée par cette bonne nouvelle. Ils lui ont demandé simplement de rester confiné pendant 14 jours et de rappeler en cas d'aggravation des symptômes.

— Cela signifie qu'il a attrapé une forme sans gravité de la maladie, maman ! Dis-je, calmement. Il existe de faux négatifs dans environ 30 % des cas par ce test PCR. Le scanner thoracique aurait pu montrer des images typiques, mais il n'est pas utile ici, en raison de l'absence de signe de gravité. Votre médecin continuera à le surveiller et je vous enverrai des masques quand il pourra de nouveau sortir. D'ailleurs, peut-être qu'il n'y aurait plus de pénurie d'ici là ! Pensez à vous équiper en internet, maman, et il est temps aussi pour vous de disposer d'un Smartphone ! C'est tellement pratique pour communiquer ! Aurais-tu des nouvelles de Sophie ?

— Elle est très inquiète pour ses élèves malgré le discours du ministre qui assure que l'Éducation nationale est prête face à cette crise sanitaire. Dans les quartiers difficiles, il est utopique d'imaginer que chaque enfant dispose d'une chambre individuelle, de son propre ordinateur avec un haut débit et de parents disponibles pour accompagner les apprentissages.

— Est-elle pour autant satisfaite du travail accompli ?

— Elle fait de son mieux, m'a-t-elle assuré. Cependant, elle craint que la crise actuelle accentue l'inégalité de l'accès du savoir. Que faire quand plusieurs enfants d'une même famille se trouvent sommés de se connecter à un cours à la même heure alors qu'un seul ordinateur est disponible dans la famille ?

— Se sent-elle responsable de cette situation ? Je la connais très consciencieuse sur le plan professionnel, ma sœur !

— Elle m'a dit que les enseignants ne peuvent pas être tenus responsables de cette pression sur les élèves. C'est plutôt sur eux que s'exerce la pression par le biais des inspecteurs, des rectorats, et surtout du ministère. De plus, elle ne se sent pas prête pour l'enseignement à distance, car cela ne s'improvise pas. Dans l'urgence, elle envoie souvent à ses élèves des supports préparés pour le présentiel et qui nécessitent d'activités encadrées et un accompagnement de la parole par l'enseignant.

— Je suppose donc que toutes les conditions ne sont pas réunies pour un réel enseignement à distance. Ce virus est véritablement diabolique ! Il arrive insidieusement à déstructurer notre société toute entière.

— Bonne journée, ma chérie ! Au fait, le mariage de ta sœur est reporté au mois de septembre !

— Sont-ils toujours aussi amoureux malgré le confinement ? demandé-je avant de couper la communication.

11

Ce soir, j'ai décidé de contacter Rachel, en congé partiel depuis le début du confinement, pour m'enquérir de ses nouvelles. Le point sur l'épidémie Covid-19 dans le Gers, en ce 8 mai 2020, fait état de 20 personnes hospitalisées, 3 en réanimation et 22 décès depuis le début de la pandémie. Sur la carte du déconfinement, le département apparaît en vert. Sarah va donc prendre le chemin du travail à partir du 11 mai, comme tant d'autres personnes, la peur au ventre. Le défi économique suit comme son ombre ce défi sanitaire.

— Bonsoir Rachel ! Comment te sens-tu avant la reprise du travail ?

— Comme beaucoup de monde, je commence à m'ennuyer à la maison tout en appréhendant la reprise. Je ne suis pas du tout sereine !

— Dis-moi ce qui t'inquiète particulièrement, dis-je affectueusement.

— Je n'ai pas bien compris cette stratégie de déconfinement du gouvernement. Il y a eu trop d'hésitations et de contradictions que je ne sais plus quoi penser ! J'ai eu l'impression que les mesures ont été prises à chaque fois tardivement, tantôt de manière excessive, tantôt d'une façon insuffisante. On était à chaque fois dans la réaction au lieu d'être dans l'action face à la pandémie ! La discorde de votre corps médical sur les plateaux de télévision n'a rien arrangé par-dessus tout ! Pourrait-on lever le confinement d'un seul coup ? Car il est difficile à endurer avec toutes ses privations…

— En l'absence d'une quantité suffisante de masques vers mi-mars, ce confinement a été décidé dans un contexte de propagations exponentielles du virus. À l'époque, on estimait que chaque malade pouvait contaminer en moyenne trois personnes. La limitation des contacts permet de réduire le nombre de contaminations. L'efficacité de ce choix se traduirait normalement par une stabilisation, puis une baisse du nombre de malades dans le courant du mois d'avril. On aura alors franchi le « pic épidémique ». C'est le constat actuel dans notre région !

— Et pour quelles raisons ne pratique-t-on pas un déconfinement global pour qu'on puisse jouir d'une liberté totale ?

— En cas de sortie brutale et mal préparée du confinement, l'épidémie pourrait malheureusement de nouveau être relancée. En effet, une partie des confinés peuvent être contagieux sans le savoir et en se mêlant au reste de la population, ils risquent d'en contaminer d'autres et, ainsi, relancer la diffusion du virus. D'autre part, même si le virus disparaissait du territoire national, il risquerait d'être de nouveau importé par des personnes en provenance de l'étranger dans ce contexte de mondialisation. Il suffirait alors d'une poignée de cas pour que l'épidémie reparte en flèche et provoquer une « deuxième vague » plus ou moins rapidement.

— À ton avis, peut-on espérer pouvoir éradiquer ce virus ?

— Pour cela, il faudrait que la population soit majoritairement immunisée contre ce virus, c'est-à-dire que le système immunitaire des personnes soit préparé à résister à une nouvelle agression virale. Or, seules les personnes qui ont été en contact avec le virus, et qui ont survécu, ont produit les anticorps nécessaires à cette protection. Faute de preuves contraires, il existe un consensus pour déclarer que la Covid pourrait assurer l'immunité aux survivants, lisait-on dans la revue *Nature*. Peut-être qu'il faudrait qu'on apprenne à vivre avec aussi ! Qui vivra verra !

— Peut-on espérer une vaccination contre ce virus ?

— De nombreuses équipes travaillent à travers le monde pour trouver un vaccin contre ce virus, avec des méthodes différentes. Cela demande du temps, probablement au moins un an, à mon avis. Mais c'est une technique qui permet de créer une immunité en introduisant une forme inactive ou atténuée du virus dans l'organisme du patient, pour stimuler ses défenses.

— Il faudrait donc que la totalité de la population soit immunisée pour que cette épidémie cesse !

— Pas nécessairement d'après les spécialistes ! Une proportion de 60 à 70 % de la population pourrait suffire dans le cas du virus actuel pour procurer une « immunité de groupe ». C'est ainsi que de nombreuses maladies ont (presque) disparu grâce à la vaccination d'une grande partie de la population. Par exemple, la variole fut proclamée éradiquée de la surface de la terre le 8 mai 1980 et le dernier cas autochtone de poliomyélite en France date de 1989.

— Pourquoi notre gouvernement n'a pas choisi cette option d'immunité collective dans cette guerre contre le coronavirus ?

— Il s'agit d'une option très risquée car cela supposerait qu'au moins 40 000 000 de Français soient infectés, ce qui pourrait engendrer des centaines de milliers de morts. La Suède est le seul pays d'Europe à avoir opté pour cette stratégie. Pour le moment, leurs résultats sont largement meilleurs qu'en France et aux États-Unis, mais moindres comparativement à leurs voisins, le Danemark et la Norvège qui ont opté pour le confinement. Le Royaume-Uni et les Pays-Bas étaient partisans de cette stratégie avant de revenir au confinement.

— Est-ce que cette immunité dure longtemps une fois acquise ?

— C'est justement le problème actuel, l'incertitude sur la durée de l'immunité. Se compte-t-elle plutôt en semaine, en mois, en années ? Par ailleurs, on redoute une éventuelle mutation du virus qui remettrait ainsi en cause l'immunité des personnes infectées, de la même façon que la grippe saisonnière évolue régulièrement.

— Si on n'arrive pas à éradiquer complètement le virus, y a-t-il d'autres solutions efficaces ?

— À mon avis, il faudrait alors tenter de limiter sa propagation de différentes manières, à commencer par le traitement des malades. L'objectif est ici de réduire le nombre de cas graves et mortels, de limiter la durée des hospitalisations afin de désengorger les hôpitaux et, enfin, d'utiliser des traitements « préventifs » pour réduire la charge virale dans l'organisme des malades, limitant ainsi leur contagiosité. Pour le moment, comme tu le sais, il n'y a pas de traitement miracle et le débat s'enflamme en France autour de l'utilisation ou pas de l'hydroxychloroquine et de l'azithromycine. Il y a plusieurs essais cliniques dans le monde avec des molécules comme le Remdesivir, le Kaletra, la transfusion de plasma des patients guéris, l'utilisation de médicaments ciblant des cytokines comme l'interleukine 6, le recours à une nouvelle molécule l'APN01 qui constitue un leurre pour la protéine « Spike » à la surface du virus, mais aussi l'utilisation du vaccin BCG. Toutefois, les résultats ne seront pas connus avant plusieurs mois.

— Tu as parlé tout à l'heure du vaccin BCG contre la tuberculose ; c'est étonnant !

— Effectivement, ce vaccin est déjà utilisé dans le traitement de la tumeur de la vessie. L'institut Pasteur de Lille dirige cet essai après le constat d'un taux de mortalité (toutes causes confondues) moins élevé chez les enfants vaccinés. En outre, ce vaccin semble aussi protéger contre les infections virales, et notamment les infections respiratoires, avec des propriétés protectrices non spécifiques comme avec d'autres vaccins vivants (la rougeole). Il y aurait une stimulation de la mémoire immunitaire innée et l'induction d'une immunité innée entraînée et protectrice. D'ailleurs, les enfants sont moins touchés par cette infection Covid-19.

À titre d'exemple de grande envergure, on peut citer l'essai clinique de l'OMS dénommé « Solidarity », l'essai britannique « Recovery » mais aussi l'essai européen « Discovery ». Ce dernier pose actuellement d'énormes problèmes de recrutement.

— Y aurait-il une place pour la médecine nutritionnelle dans ce combat titanesque ?

— Certainement, comme dit l'adage, « la santé est dans l'assiette » ! Moi qui ne suis pas un spécialiste de la nutrition, je conseille à mes malades de suivre les recommandations nationales pour obtenir un bon équilibre nutritionnel. Le corps humain est tellement complexe qu'il faudrait avoir une approche globale pour être efficace. Par ailleurs, on parle beaucoup, dans les formes graves de cette infection Covid-19, de l'utilisation de la vitamine C à forte dose dans des expériences chinoises, japonaises et américaines. Cette vitamine C serait nécessaire au stade du « nuage cytokinique » et rentre dans les protocoles de prise en charge dans les pays sus-cités. Le professeur Paul Marik, intègre et compétent, élu par ses pairs américains Scientifique de l'année 2017, est connu mondialement pour ses travaux sur la septicémie d'origine bactérienne ou virale.

Le protocole Marik comporte tout simplement en prophylaxie de la vitamine C à 500 mg par jour, du zinc et de la quercétine. Dans les formes sévères respiratoires, la vitamine C est administrée à forte dose (10 à 20 g sur 24 heures), mais aussi de l'hydrocortisone, de la vitamine B1, de la chloroquine, de l'azithromycine, du zinc et de la mélatonine la nuit[2]. Il s'agit d'un protocole extraordinairement simple, peu coûteux et donc utilisable un peu partout dans le monde, indépendamment du niveau socio-économique des populations.

— Et que penses-tu de la phytothérapie ou de la médecine traditionnelle ? Mes amis malgaches d'Auch m'ont confirmé la découverte et le lancement du traitement par une tisane dénommée « Covid-Organics » ou CVO. D'après le président malagasy Andry Rajoelina, il s'agit d'un « remède traditionnel amélioré, curatif et préventif » contre le coronavirus. C'est une infusion à base d'Artemisia annua (62 %), en association avec d'autres plantes

2. Paul E Marik et al., "HHydrocortisone' Vitamine C, and Thiamine for the traitement of severe sepsis and septic schock. A retrospective before and after study". Paul E Marik and al. *Chest,* 151(6), 2017, p. ;151(6) : 1229-1238.

médicinales de Madagascar tenues secrètes. Elle a été élaborée officiellement par l'Institut malgache de recherche appliquée (IMRA) du feu professeur Albert Rakoto Ratsimamanga. Lors de la cérémonie de lancement très médiatisée du 20 avril 2020, il avait déclaré : « Elle est notre gilet pare-balles dans cette guerre contre le coronavirus. »

— Tu m'avais déjà parlé de cette découverte. Le docteur Jérôme Munyangi déclare être l'auteur du protocole « Covid-Artemisia » qu'il aurait adressé aux chefs d'États africains pour un essai clinique multicentrique. Il n'est pas l'inventeur du produit COV. Je remarque tout simplement qu'il va être distribué en masse à toute la population avant les résultats d'un protocole de tests cliniques. Entre l'invention du produit, la fabrication et sa distribution officielle, il n'a fallu que 27 jours pour mener à bien toute l'opération ! C'est un bel exemple de célérité qu'on aimerait voir dans le cadre du développement socio-économique dans ces pays du Sud !

— Ce « remède » coule à flots actuellement à Madagascar dans sa version liquide (bouteille ou tonneau blanc de 250 litres pour les distributions de masse). Il existe une présentation à infuser dans des sachets. Tous les élèves sont obligés de prendre ce « remède » et il est distribué gratuitement dans les quartiers populaires de la capitale. J'espère qu'il sera efficace pour ce pays, l'Afrique et le monde entier ! Pour une fois qu'un pays d'Afrique joue le premier rôle dans le concert des Nations ! s'enthousiasme Rachel, avec un large sourire et ses yeux brillants.

— Je l'espère de tout mon cœur aussi, Rachel ! Dis-je sincèrement. Cependant, je trouve étrange qu'avec un « remède » présumé efficace en préventif et curatif, le gouvernement malagasy tarde à décider un déconfinement rapide et total, compte-tenu des problèmes socio-économiques de ce pays bien avant la pandémie. En outre, la population risque d'ignorer les mesures de distanciation et de confinement se croyant être à l'abri du virus avec cette potion. Comme on dit souvent, l'exemple vient d'en haut ! Ensuite, l'obligation pour les élèves de prendre ce traitement me dérange. Cela empêche d'avoir une bonne évaluation de l'efficacité de ce produit en l'absence de groupe de contrôle.

— Je ne comprends pas ce que tu veux dire…, fait Rachel, l'air désabusé.

— Supposons que tu as 30 élèves dans une classe. Si 10 élèves ne souhaitent pas recevoir ce traitement, cela permet d'évaluer à grande échelle l'efficacité du produit. Si les 10 élèves tombent malades contrairement aux 20 élèves restants, c'est une preuve indirecte, mais à grande échelle sur tout Madagascar, de l'efficacité de ce produit. Comme il ne s'agit pas d'un médicament, la méthode d'évaluation pourrait être éventuellement différente.

— Comme la cure thermale en France ?

— Là, bravo ! Tu as trouvé un bon exemple, car c'est aussi une discipline médicale reconnue par l'OMS. Je reviens sur le cas de Madagascar. Le succès du produit réaliserait la prédiction faite le 8 novembre 2019 par une Brésilienne, relative à la découverte par Madagascar du remède qui va sauver le monde entier d'une catastrophe biologique ! C'était dans une reconstitution de 18 minutes, diffusée le soir sur la télévision nationale à une heure de grande écoute. On dirait qu'elle a été faite pour préparer la population de l'avènement du « Covid-Organics ». Ainsi, Madagascar serait relativement épargnée grâce à ce remède et à la prière ! En tant que médecin, je reste simplement prudente, vigilante et attentive à la suite des événements. Il s'agit ici d'un problème de santé publique qui requiert un minimum d'informations sur les précautions d'emploi et les éventuels effets secondaires. À présent, veux-tu qu'on revienne sur le sujet initial de notre discussion ?

— D'accord, mais où est-ce qu'on était ?

— Nous avons parlé de la place du traitement des malades pour essayer de limiter la propagation du virus. Parallèlement, il faudrait étaler l'épidémie en partant du principe qu'une grande partie de la population va de toute façon être infectée et que certains développeront des formes graves de la maladie. Ainsi, le fait d'étaler dans le temps l'épidémie permettra d'éviter la surcharge des hôpitaux. Il s'agit de la stratégie du confinement généralisé choisie par notre gouvernement.

— Y aurait-il d'autres alternatives ? Parce qu'elle n'est pas facile à vivre au quotidien…

— Bien sûr ! On pourrait aussi alterner des périodes de confinement et des périodes de retour à la « normale » plutôt que de prolonger ce confinement pendant des mois. Dans une telle logique et dans l'attente d'un vaccin ou d'une « immunité de groupe », le confinement serait remis en place à chaque poussée de l'épidémie pour limiter la saturation des hôpitaux. Les experts appellent cette solution le « stop-and-go ».

— Que propose donc notre gouvernement après ce confinement en place depuis le 17 mars ? Soupire Rachel, fataliste.

— J'espère que tu as vu cette carte avec des parties en rouge pour le Grand Est et en vert pour le reste. Il s'agit d'une stratégie de confinement localisé consistant à lever partiellement le confinement dans les régions en vert et dans lesquelles les hôpitaux ne sont plus saturés. Par contre, le confinement sera maintenu dans les zones en rouge où le risque de contagion est plus fort.

D'autre part, on pourrait aussi pratiquer un confinement ciblé en divisant la population en deux groupes : le premier groupe de personnes à confiner comporte des malades, afin d'éviter qu'ils ne transmettent le virus, mais aussi les populations les plus à risque en cas d'infection comme les sujets âgés et fragiles, les femmes enceintes, les porteurs de maladie respiratoire chronique... Le deuxième groupe correspond à la population à déconfiner comportant les sujets immunisés qui ne sont plus contagieux et les populations les moins à risque.

— Ces mesures sont-elles, pour toi, suffisantes pour maîtriser cette pandémie ?

— Absolument pas ! Comme en Corée du Sud, il faudrait impérativement procéder à un dépistage à grande échelle, avec isolement des personnes infectées et suivi de leurs contacts. Ici pourrait se poser le problème de la protection de la vie privée. De toutes les façons, on ne pourra pas se passer des mesures de « distanciation sociale », ni probablement du port du masque dans l'espace public et au travail. Il faudra apprendre à vivre avec ce virus pendant un certain temps et conserver le plus longtemps possible les gestes barrières.

Dans un communiqué de presse rendu public le 4 mai 2020, l'OMS soutient la médecine traditionnelle sur preuves d'efficacité. Le communiqué indique que « l'organisation mondiale de la santé accueille favorablement les innovations à travers le monde, y compris le recyclage des médicaments, des produits issus de la pharmacopée traditionnelle et la mise au point de nouvelles thérapies dans le cadre de la recherche de traitements potentiels de la maladie à coronavirus 2019 (COVID-19). » Il ajoute que « les Africains méritent d'utiliser des médicaments testés selon les normes qui s'appliquent aux médicaments fabriqués pour les populations du reste du monde. Même lorsque des traitements sont issus de la pratique traditionnelle et de la nature, il est primordial d'établir leur efficacité et leur innocuité grâce à des essais cliniques rigoureux. »

L'Artemisia annua a été largement utilisée en Chine pour combattre la Covid-19[3] en complément d'un traitement conventionnel et comporte quatre molécules actives *in vitro* contre la Covid-19 (lutéoline, kaempferol, quercétine et apigénine)[4].

Concernant le « Covid-Organics » (CVO), le docteur Jérôme Munyangi a déclaré : « Ce que je peux vous dire, c'est que l'emploi d'artémisinine dans ce traitement, combiné aux effets thérapeutiques de plusieurs plantes locales, semble très prometteur. Dans le cas du CVO, l'artémisinine qu'il contient permettrait d'inhiber la pénétration du Covid-19 dans le corps humain en agissant, notamment, sur la protéine TMPRSS2. Or, cette protéine

---

3. www.ijbs.com/v16p1708.htm Yang. Y., Islam. M.S., Wang .J., Li .Y., Chen . X., “Traditional Chinese Medicine in the Treatment of Patients infected with 2019-New Coronavirus (SARS- Cov-2) : A Review and Perspective”, *Int.J.Biol.Sci.,*16, 2020, p. 1708-1717(2020). Yang. Y., Islam. M.S., Wang.J., Li.Y., Chen. X.

4. Eisenberg D.M., Davis R.B., Ettner S.L., et al., “Trends in alternative medicine use in the United States, 1990-1997 ; Results of a follow-up national survey”, .*JAMA*, 1998;280, 1998, p. :1569-1575.

est indispensable pour aider le virus à entrer dans les cellules de la personne contaminée. »

Dans un autre communiqué en date du 4 mai 2020, l'Union africaine, par l'intermédiaire du centre africain de prévention et de lutte contre la maladie (Africa CDC), précise être en discussion avec la République de Madagascar, par l'intermédiaire de son ambassade à Addis-Abeba, en vue d'obtenir des données techniques concernant la sécurité et l'efficacité du « Covid Organics ». Elle indique qu' « une fois les détails fournis, l'Union, par l'intermédiaire des Centres africains de contrôle et de prévention des maladies, examinera les données scientifiques recueillies jusqu'à présent sur la sécurité et l'efficacité du Covid-19 Organics. Cet examen sera basé sur les normes techniques et éthiques mondiales afin de recueillir les preuves scientifiques nécessaires concernant les performances du tonique. »

En revanche, la couverture médiatique autour du « Covid-Organics », aussi bien en interne que sur le plan international, reflète un « *nation branding* » stratégique. À l'heure actuelle, Madagascar est surtout connu pour sa vanille, ses lémuriens, sa biodiversité exceptionnelle, la corruption et la pauvreté d'une grande majorité de sa population.

Le « *nation branding* » (marketing pays) consiste à appliquer les méthodes et outils du marketing pour promouvoir un pays afin d'attirer les investisseurs, d'améliorer son image et sa réputation, ou encore de faciliter son entrée dans des marchés communs.

Le « Covid-Organics » sert de « référent culturel » pour amener les Malagasy à croire et avoir foi en eux, à garder l'espoir et aimer leur pays comme eux-mêmes. Pour créer un lien émotionnel entre ce produit et la population, la communication s'est basée sur le mystère (reportage sur la prophétisation d'une Brésilienne sur la télévision nationale), la sensualité (goût et couleur du produit associés aux habitudes de la population de boire de la tisane (tambavy) et la proximité (distribution gratuite à une partie de la population et dans les écoles).

En encourageant les paysans malagasy à cultiver de l'Artemisia, le président Andry Rajoelina adopte un positionnement économique clair. L'offensive diplomatique du président malagasy vis-à-vis de ses pairs africains a provoqué une résonance importante du « Covid-Organics » sur le continent. Des dons ont été offerts par la Guinée équatoriale, la Guinée-Bissau, la République centrafricaine, la République du Congo, la République démocratique du Congo, le Niger, la Tanzanie, les Comores, le Tchad, mais aussi Haïti en dehors du continent africain.

Le produit est devenu une sorte de « médiateur symbolique » pour une identité africaine dans un contexte ambiant d'« afro-pessimisme ». Il symbolise la capacité des Africains à se prendre en main et à faire face à cette crise sanitaire mondiale en faisant preuve de résilience.

De plus, le CVO a été proposé pour être soumis aux essais cliniques dans le cadre du « Solidarity Trial » de l'OMS.

Pourvu que le succès soit au rendez-vous sur le plan sanitaire et économique !

La médecine traditionnelle (MT) existe dans quasiment tous les pays du monde ; elle constitue un pan important et souvent sous-estimé des soins de santé. Elle est pratiquée afin de préserver la santé ou de prévenir et traiter les maladies, en particulier les maladies chroniques. Elle participe à la réalisation de l'objectif d'un accès aux soins universel et la demande est en progression, y compris dans les pays développés[5].

D'ailleurs, la demande y est de plus en plus forte, au point que certaines compagnies d'assurance aux États-Unis, comme dans certains pays européens, incluent dans leurs prestations la couverture de certaines pratiques alternatives[4].

La « médecine complémentaire (MC) ou alternative » regroupe un vaste ensemble de pratiques de santé qui ne font pas partie de la tradition ni de la médecine conventionnelle.

Ainsi, l'OMS a établi une stratégie pour la médecine traditionnelle et complémentaire (MT/MC) pour 2014-2023, afin de favoriser une intégration, une réglementation et une supervision vis-à-vis des pays désirant mettre en place une politique active en la matière. Cette stratégie a été élaborée en réponse à une résolution de l'Assemblée mondiale de la Santé sur la médecine traditionnelle (WHA62.13)[6].

En février 2013, le directeur général de l'OMS, le docteur Margaret Chan, a affirmé que « les médecines traditionnelles dont la qualité, la sécurité et l'efficacité sont avérées, participent à la réalisation de l'objectif de donner à tous un accès aux soins. Pour

---

5. Pelletier K.R., Marie A., Krasner M., Haskell W.L., " Current trends in the integration and reimbursement of complementary and alternative medicine by managed care, insurance carriers, and hospital providers", . *Am J Health Promot*, 1997;12:112-22

6. WHA62.13. Médecine traditionnelle, .In : Soixante-deuxième Assemblée mondiale de la Santé, Genève, 18-22 mai 2009. Résolutions et décisions, annexes, .Genève, Organisation mondiale de la Santé, 2009, (WHA62/2009/REC/1, p. pp 18-20.

plusieurs millions de personnes, les médicaments à base de plantes, les traitements traditionnels et les praticiens traditionnels constituent la principale, voire l'unique source de soins de santé[7]. Ces soins sont proches des gens, faciles d'accès et financièrement abordables. Ils sont également culturellement acceptables et un grand nombre de personnes leur font confiance. Le caractère financièrement abordable de la plupart des médicaments traditionnels les rend d'autant plus attrayants à l'heure où les frais de santé explosent et où l'austérité est quasiment universelle. La médecine traditionnelle apparaît également comme un moyen de faire face à l'inexorable montée des maladies chroniques non transmissibles. »

En Chine, la médecine traditionnelle chinoise (MTC) et la médecine occidentale sont pratiquées parallèlement à tous les niveaux[8]. Les praticiens de la MTC doivent suivre une formation en médecine occidentale tout en faisant leurs six ans de formation universitaire en MTC.

Nous l'avons dit, le produit « Covid Organics » a été élaboré par l'Institut malgache de recherches appliquées, structure de recherche alliant science moderne et médecine traditionnelle. L'IMRA a été fondé en 1957 par le professeur Albert Rakoto-Ratsimamanga, l'un des quatre directeurs scientifiques refondateurs du CNRS d'après-guerre, directeur de recherche de classe exceptionnelle avec plus de 350 publications scientifiques dans diverses revues depuis 1933. En

7. WHO monographs on selected medical plants. Geneva, World Health Organisation, 1, 1999, p. 1-4

8. Hesketh T., Zhu W.X., "Health in China. Traditional Chinese medicine: One country, two systems", *BMJ*, 315, 1997, p. 115-117.

outre, il a été gratifié du titre « International Man of the year 1997-1998 » par le Centre international biographique de Cambridge, pour la découverte du Madeglucyl, premier antidiabétique mondial exclusivement d'origine végétale. Il a été élu « Homme du siècle » pour Madagascar le 30 décembre 1999.

Sous la recommandation de l'OMS, qui estime que 70 % de la population recourent à la médecine traditionnelle, l'île dispose depuis l'an 2000 d'une Association nationale des Tradipraticiens de Madagascar (ANTM) et un décret a été promulgué en 2007 pour la reconnaissance de l'exercice de la médecine traditionnelle dans le pays. Cette reconnaissance de la médecine traditionnelle a été limitée juridiquement dans la loi n° 2011-002 du15 juillet 2011, pour éviter la prolifération du charlatanisme dans la profession qui compte autour de 10 000 acteurs.

Depuis la nuit des temps, et avec un savoir ancestral, les Malagasy guérissent ou soignent leurs maux en puisant les remèdes dans la nature et l'environnement. L'utilisation des plantes (le raokandro malagasy) reste bien ancrée dans les habitudes de la population, notamment sous forme de décoction (tambavy). Le pays compte plus de 13 000 espèces végétales avec 80 % d'endémicité. Sa biodiversité unique au monde est fortement menacée par la déforestation et le réchauffement climatique.

Selon Global Forest Watch, l'île-continent a perdu 510 000 hectares en une année, le classant ainsi en quatrième position dans le monde en termes de déforestation en 2017. Depuis la pandémie virale, le gouvernement malagasy a décidé d'interdire les exportations des plantes endémiques malgaches. Le Groupement des exportateurs d'huiles essentielles, extraits et oléorésines de Madagascar (GEHEM) a proposé à l'essai une aromathérapie. La mixture d'huiles essentielles se base sur trois composantes avec l'alpha-pinène, l'eucalyptol et le limonène.

C'est dans ce contexte qu'est sorti secondairement le « Covid-Organics » avec une autorisation temporaire de mise en vente.

Au final, je serai plutôt partisane d'une médecine intégrative combinant à la fois médecine conventionnelle et médecine alternative pour une approche globale de l'humain. Dans tous les cas, la prudence est de mise, car même des produits biologiques peuvent entraîner des accidents parfois mortels comme des chocs anaphylactiques. Le protocole du professeur Paul Marik[9] me semble être une démarche dans cette ouverture dont le seul et unique objectif est la santé.

En France, l'Académie nationale de Médecine a communiqué le 22 mai 2020 sur l'importance de doser la vitamine D dans la Covid-19, de l'administrer en cas de carence chez les sujets âgés de plus de 60 ans et d'apporter une supplémentation chez les personnes âgées de moins de 60 ans dès la confirmation du diagnostic.

À défaut d'un traitement « miracle », le monde entier devrait s'atteler à coopérer dans la sincérité et avec une ouverture d'esprit. Le besoin de « contrôle absolu » et un cartésianisme jusqu'au bout ne seraient pas adaptés à cette situation de guerre, de crise mondiale. Et il nous faudrait une sacrée dose d'humilité, de courage et de bon sens !

---

9. Paul E Marik and al., "Hydrocortisone, Vitamine C and Thiamine for the traitement of severe sepsis and septic schock. A retrospective before and after study", *Chest,* 151(6), 2017, p. 1229-1238.

Il y a des jours où tout va de travers, de l'aube jusqu'au coucher du soleil. On dirait que le monde entier vous veut du mal et vous avez envie de tout foutre en l'air.

Au lendemain du déconfinement partiel, la situation sanitaire dans le Gers est la suivante : 21 hospitalisations en cours, dont 2 personnes en réanimation, et 22 décès.

Ma journée s'annonce relativement chargée car les annulations de rendez-vous se réduisent de manière significative. En effet, il y avait manifestement dans cette période de Covid-19 une confusion entre le renoncement aux soins et le report de soins. La peur a amené les malades à déserter les salles d'attente des médecins, par crainte d'attraper le virus, mais aussi de devoir payer une amende en cas de contrôle par les gendarmes ou les policiers, malgré le motif médical. On pouvait donc craindre raisonnablement une augmentation du retard de diagnostic ou une aggravation de l'état de santé de certains malades.

Je dois me rendre très tôt ce matin en pleine campagne pour un patient âgé qui se plaint d'une respiration difficile depuis quelques jours. Il vit seul et ne peut conduire en raison d'un problème de vue. Ainsi, il dépend des autres pour tous ses déplacements et ne dispose pas d'équipement informatique pour une éventuelle téléconsultation.

— Alors monsieur Labat, racontez-moi ce qui vous arrive !

— Je vous remercie de venir aussi vite, docteur. Depuis une semaine, je me sens de plus en plus essoufflé, surtout le soir. Je n'ai pas de fièvre, mais je toussote de temps en temps. Par contre, je n'ai mal nulle part et j'ai bon appétit !

— Auriez-vous eu des contacts avec des personnes infectées par le coronavirus ?

— Pas du tout, docteur ! Je suis resté chez moi depuis le début du confinement et c'est un voisin qui me fait les courses une fois par semaine. D'ailleurs, il porte un masque à chaque visite tout en utilisant fréquemment le gel hydro alcoolique. De plus, je me lave souvent les mains au savon tout au long de la journée.

— Avez-vous eu une perte de goût ou d'odorat à un moment donné ?

— Nullement docteur ! J'apprécie toujours mon magret de canard et le foie gras de ma région. Tenez, voulez-vous faire chabrot avec moi ?

— Je suis désolée, mais je ne sais pas ce qu'est le chabrot, dis-je gênée.

— Ah bon ! C'est une vieille coutume de la moitié sud de la France qui consiste, quand il reste un fond de soupe ou de potage, à ajouter dans l'assiette du vin rouge pour diluer ce bouillon, puis à porter le plat à la bouche et à l'avaler à grandes goulées.

— Merci beaucoup monsieur Labat, mais j'ai encore beaucoup de travail pour la journée ! À présent, je vais vous examiner. Pourriez-vous déshabiller le haut, s'il vous plaît ?

L'examen clinique révèle des bruits du cœur réguliers mais rapides chez un sujet traité pour l'hypertension artérielle, la présence de râles crépitants à l'auscultation pulmonaire, et aussi des œdèmes au niveau des membres inférieurs.

— Monsieur Labat, pourriez-vous me montrer, s'il vous plaît, la liste des médicaments que vous prenez au quotidien ?

— Tenez docteur ! Il y en a un d'ailleurs que je ne prends plus tous les jours depuis environ un mois. Je ne l'utilise qu'un jour sur deux, car je trouve que j'urine trop souvent dans la journée. C'est le Lasilix que le cardiologue m'avait donné à la dernière visite.

— Voilà donc la raison de votre essoufflement, monsieur Labat ! Votre cœur est en train de se fatiguer à cause de la réduction de la dose de Lasilix. Il a du mal à pousser et à faire circuler votre sang, d'où ses battements rapides et les œdèmes au niveau de vos pieds. Vous auriez dû m'avertir avant de prendre cette décision tout seul. Vous avez actuellement un tableau d'insuffisance cardiaque et il faudrait rapidement reprendre la bonne dose de Lasilix. Je souhaiterais par ailleurs que vous preniez rendez-vous auprès de votre cardiologue pour refaire le point.

— Je suis désolé, docteur mais je ne pensais pas que c'était important de le prendre tous les jours. En plus, je ne voulais pas vous déranger au téléphone pour rien !

Sur le chemin du retour, passablement énervée par cette consultation, j'accélère sans retenue à travers les routes sinueuses du Gers pour rejoindre mon cabinet. Et comme un malheur ne vient jamais seul, selon la loi des séries, me voilà prise en excès de vitesse.

Pendant le mouvement des « gilets jaunes », 21 des 22 radars que compte le Gers ont été mis hors service, neutralisés, attaqués et détruits par celles et ceux qui se revendiquaient des « gilets jaunes ». Je n'étais pas favorable à cette destruction dans la mesure où ce sont les contribuables qui vont payer par la suite les nouveaux radars. En janvier 2020, le délégué interministériel à la Sécurité routière a déclaré : « 82 % de ces radars ont été remis en état et sont désormais en capacité de flasher ». Les revenus issus des contrôles de vitesse devraient s'établir autour de 725 millions d'euros en 2020, selon une information des *Échos*.

Cette crise sanitaire planétaire a tellement modifié notre vie au quotidien que j'ai fini par oublier l'existence sur nos routes de ces radars...

Rentrer chez soi après une matinée chargée est un privilège que je n'échangerais pour rien au monde. Rejoindre mon havre de paix me procure une délicieuse sensation de coupure quotidienne que je n'aurais pas pu avoir facilement dans une grande ville.

Je savoure donc pleinement et tranquillement le repas que j'ai pour habitude de préparer la veille dans la soirée. Je suis arrivée au café quand le téléphone sonne. C'est Maxime, un collègue qui a fait le choix de vivre et de travailler plus au sud, au bord de l'Atlantique. C'est un surfeur, un grand amateur de la nature. Il fait partie de mes petites aventures à la faculté, mais il était trop « sérieux » à mon goût. Je tenais trop à mon indépendance...

Maxime travaille au service des urgences d'un centre hospitalier public. Il est aimable, courtois, calme mais surtout sensible à l'injustice. C'est un amateur de sensations et ce type d'exercice médical lui convient à merveille.

— Salut Jeanne ! Comment vas-tu dans ton monde rural ?

— Je suis contente de t'entendre Maxime. Je me sens comme un poisson dans l'eau dans la campagne gersoise. Je pense que tu t'éclates dans ton univers professionnel tout en t'adonnant au surf !

— Je suis heureux pour toi, mais je suis sûr que tu serais encore mieux à mes côtés, profitant à chaque instant de la brise de mer et d'un beau coucher du soleil. Tu ne regretterais pas de me rejoindre !

— Mais tu me dragues là ! Tu sais bien que je suis une fille particulièrement indépendante et je tiens à le rester. C'est uniquement pour cela que tu m'appelles ?

— Pas spécialement, mais je suis toujours amoureux de toi, la rebelle ! J'ai besoin de partager et d'avoir ton avis sur un problème professionnel. J'ai un collègue de 60 ans dans le service. Il est au poste depuis plus de 30 ans avec de bons et loyaux services et un travail sérieux reconnu de tous. Cependant, depuis qu'il a demandé de réduire significativement le nombre de gardes, il commence à avoir des ennuis vis-à-vis de certains collègues, ainsi que de l'administration.

— Mais de quel genre de soucis est-il victime ?

— J'ai l'impression qu'ils veulent le pousser vers la sortie car ils ont besoin d'un praticien qui puisse prendre beaucoup de gardes à sa place. On lui reproche d'être plus lent ou de commettre de petites erreurs. Il m'a fait part du désagréable sentiment d'être épié dans son travail après tant d'années au service des malades et des autres soignants.

— Mais est-il dans son droit dans cette requête ?

— Normalement, il existe un droit au retrait pour un praticien hospitalier atteignant 60 ans. Sinon, il peut faire acte de 1 000 gardes ou astreintes prises pendant sa carrière.

— A-t-il fait des examens de santé ?

— Bien sûr ! L'IRM cérébrale est revenue normale, tout comme les tests de mémoire ! J'ai le sentiment qu'on essaie de le pousser à bout en instillant insidieusement des doutes. Il finira bien par croire qu'il est réellement malade et inapte à poursuivre son travail à son rythme. Il pense plutôt à un manque d'attention lié à la fatigue et l'âge. C'est vrai que personne n'est irremplaçable, mais c'est triste de voir l'absence de reconnaissance du travail accompli ! Il s'agit d'un problème majeur dans le milieu des soins. La majorité des acteurs se donnent sans compter et avec un dévouement total pour les malades, sans en être récompensés.

— C'est de l'intimidation et de la manipulation ! M'exclamé-je tout en colère et outrée. Comment réagissent ses collègues ?

— Tu sais bien comme moi que nous sommes dans un univers où les egos sont poussés à l'extrême comme la lutte de pouvoir ! J'ai du mal à vivre cette injustice, mais d'autres s'en accommodent pour éviter de faire plus de gardes. D'ailleurs, les autorités et l'administration profitent de ce manque de solidarité pour appliquer l'adage « Diviser pour mieux régner ». Heureusement qu'il n'est pas dupe de cette situation et qu'on est dans un État de droit !

— Mais vous risquez quand même de ne pas trouver d'urgentistes pour compenser !

— C'est un réel problème au niveau national compte tenu de la démographie médicale. Cependant, le sud et le bord de mer attirent beaucoup plus de médecins à l'heure actuelle et permet ainsi de limiter le recours aux coûteux remplacements. Depuis la loi HSPT de Roselyne Bachelot (Hôpital, patients, santé et territoire), du 21 juillet 2009, les établissements de santé sont en tension permanente. La recherche d'un équilibre budgétaire passe souvent par une réduction significative des effectifs tout en prônant une amélioration de la qualité de prise en charge des malades. Un équilibre difficile à tenir dans une mission de service public !

— Cette crise sanitaire de grande envergure au Covid-19 va certainement changer le monde. J'espère que la promesse présidentielle sur le Ségur de la santé sera tenue, cette vaste concertation enclenchée le 25 mai pour « refonder l'hôpital public ». J'ai envie d'y croire car nous avons besoin de plus de moyens humains et logistiques pour une amélioration de la qualité de la prise en charge de nos malades. J'aspire aussi à un système plus souple où l'alternance à la direction des services et des unités de soins soit la règle. Cela permettrait de limiter les excès de tous genres, de casser les habitudes et de donner une impulsion à l'innovation. Il faudrait plus d'écoute, de dialogue, de respect et de sincérité pour que ce monde se porte mieux !

— Merci beaucoup Jeanne et n'oublie surtout pas ma proposition ! Sincère tu l'es, mais j'espère que tu seras aussi à l'écoute car je t'aime ! Si un gouvernement « gouverne et ment », moi je me prosterne et je t'attends.

— Quel beau parleur !

La loi HPST s'est caractérisée par l'introduction de la tarification à l'acte (T2A), l'installation d'un directeur omnipotent dans les établissements organisés en pôles d'activité et la création des agences régionales de Santé (ARS). Cette loi avait pour ambition de réorganiser et de moderniser l'ensemble du système de santé.

À priori simple et saine pour la rémunération des établissements en fonction de leur activité, la T2A amène malheureusement des effets pervers comme une tendance à soumettre l'acte thérapeutique à la recherche d'une rentabilité optimale et une politique de restructuration à la hussarde. Les contraintes administratives réduisent la part consacrée au soin et favorisent une frustration avec la perte de repères.

Il en résulte au niveau du personnel un désarroi et un malaise diffus, peu propices à une pratique sereine de la médecine. Ainsi se multiplient les troubles du sommeil, les conduites addictives et l'épuisement émotionnel.

L'association Soins aux professionnels de santé (SPS) estime qu'un soignant sur deux est ou a été concerné par le burn-out au cours de sa carrière. D'après son président, le docteur Éric Henry, « la souffrance des professionnels en santé est inodore, incolore, mais pourtant réelle ».

*****

Alors que le monde occidental célèbre, ce vendredi 8 mai 2020, les 75 ans de la fin de la Seconde Guerre mondiale en Europe, je me retrouve ce soir allongée sur mon fauteuil relaxant, un journal entre les mains, l'esprit en vagabondage. La pandémie a fait près de 270 000 morts en cinq mois dans le monde et 22 décès dans le Gers. Chaque jour apporte son lot de bonnes et mauvaises nouvelles, mais aussi de « fake news » dans un déferlement d'informations, à une vitesse grand « V ». La planète est meurtrie, plus de la moitié de l'humanité est cloîtrée, plongeant ainsi l'économie dans un sommeil sans précédent.

Parallèlement au formidable élan de solidarité observé un peu partout dans le monde, on a assisté aussi, selon le secrétaire général de l'ONU, à « une avalanche de haine et de xénophobie ». Antonio Guterres déplore : « On désigne des boucs émissaires, on entretient la peur ». Il poursuit : « L'idée répugnante que l'on pouvait sacrifier » les personnes âgées, figurant parmi les plus vénérables au virus, « a commencé à se répandre ».

Cette pandémie a exacerbé les inégalités de santé pour la prévention comme pour l'accès aux soins, plus particulièrement pour les personnes dites « vulnérables » économiquement et socialement. Elle a agi comme un miroir grossissant des difficultés antérieures.

En outre, le président américain Donald Trump a suspendu, vers la mi-avril, la contribution financière américaine à l'Organisation mondiale de la Santé. Il accuse l'agence d'avoir commis des erreurs dans la gestion de la pandémie virale et d'être alignée sur la politique de Pékin. « Nous avons un message simple à adresser à tous les pays : test, test, test. Tous les pays devraient pouvoir tester les cas suspects. Ils ne peuvent pas lutter contre la pandémie les yeux bandés » a, cependant, déclaré le directeur général de l'OMS, le docteur Tedros Adhanom Ghebreyesus.

* * * * *

Songeuse, je m'intéresse à la stratégie des différents pays en commençant par l'élève modèle, la Corée du Sud.

Cet État a appliqué à la lettre les recommandations de l'OMS, de même que Singapour, Hong Kong et Taïwan, pour ne pas tomber ainsi dans le piège des erreurs du passé. Ainsi, la Corée du Sud a testé gratuitement 15 000 personnes par jour en moyenne, en dehors des mesures barrières et de distanciation sociale. Cette stratégie s'est accompagnée de l'isolement rapide des personnes atteintes de la Covid-19 et le traçage par la suite de la chaîne de contamination, afin d'identifier toutes les personnes en contact avec les malades. Pour cela, il a notamment fallu que les opérateurs téléphoniques coopèrent avec le centre de gestion de crise pour transmettre les données de géolocalisation de la population. Il y a eu une adhésion massive des Coréens à la politique de dépistage parce qu'elle a été très claire, présentée par des professionnels et non par des politiques, et d'une façon adulte.

Selon le professeur François Amblard devant l'Académie des sciences, ingénieur immunologiste à l'Institut national de sciences et de technologie d'Ulsan (Corée du Sud), chercheur en physique statistique, « la vraie clé de leur réussite réside dans le fait que les opérations sont entièrement contrôlées par les scientifiques, sans interférence politique. » « Les critiques, y compris au plus haut de l'État français, rattachant l'efficacité des solutions sud-coréennes à l'absence de démocratie, ne tiennent pas la route. Le débat démocratique existe et il n'est pas vrai que les Coréens n'ont pas de problème avec le fait d'être traqués en permanence. »

En agissant vite et bien contre cette pandémie virale, le gouvernement sud-coréen a obtenu une victoire politique en obtenant une majorité absolue à l'Assemblée nationale pour la première fois en 12 ans, lors de l'élection du 15 avril 2020. Il y a eu une participation record de 66,2 %, la plus forte depuis 28 ans, malgré la menace Covid-19.

Dans son rapport à l'Académie des sciences, le professeur François Amblard commente : « Le fondement culturel et philosophique coréen, c'est le respect de la connaissance, du savoir, de la science et de la médecine qui tranche avec l'espèce de relativisme qu'on voit s'installer un peu partout. »

Sur le plan thérapeutique, et en l'absence de consensus scientifique, le choix du traitement a été fait par les médecins en leur âme et conscience, mais avec le devoir de se concerter le plus efficacement possible, pour que la pharmacovigilance soit collective et maximale. La Corée du Sud n'a pas connu de débats incendiaires entre anti- et pro-hydroxychloroquine comme en France et il n'y avait pas d'infantilisation du corps médical par ses « chefs », seuls détenteurs des connaissances !

Le professeur Benjamin Coling, épidémiologiste à l'université de Hong Kong, estime que « l'épidémie de SRAS de 2002-2003 a fourni beaucoup de leçons » et que, « au niveau collectif, ces pays sont parvenus à développer des capacités à détecter de nouveaux virus, tout en augmentant la capacité des hôpitaux à accueillir des patients en difficultés respiratoires... Le SRAS a préparé les gens à faire preuve d'un niveau considérable d'autodiscipline, à éviter les foules et à relever leur niveau d'hygiène personnelle. Ces pays étaient bien mieux armés face à l'émergence de ce coronavirus que beaucoup d'autres. »

Ainsi la Corée du Sud disposait de 190 ventilateurs par million d'habitants contre 77 en France et de 12,3 lits pour 1 000 habitants, contre 6 en France et 4,7 en moyenne dans l'OCDE. Ce pays semble maîtriser « l'art de la guerre ».

En Europe, la stratégie a été différente concernant l'Hexagone, l'Espagne et l'Italie. Avec relativement peu de cas jusqu'à début mars, la France a, par exemple, tenté de limiter au maximum l'épidémie avant que celle-ci ne flambe. La doctrine reposait alors sur des tests ciblés pour restreindre les quelques foyers épidémiques recensés sur le territoire en retraçant les chaînes de contamination. Le rassemblement évangélique de Mulhouse a sonné le glas de cette stratégie.

Dans son avis du 23 mars 2020 sur la Covid-19, le Conseil scientifique déclarait que « l'alternative d'une politique de dépistage à grande échelle et d'isolement des personnes détectées n'est pas pour l'instant réalisable à l'échelle nationale. » Du coup, le choix d'une distanciation sociale poussée à l'extrême est inéluctable avec le confinement. Son adoption avalise le fait que l'épidémie est présente et virulente. Le confinement ne vise pas à stopper définitivement sa diffusion, seulement à la ralentir pour que le système hospitalier ne soit pas débordé.

Dès lors, la question de la sortie du confinement devient très sensible pour éviter une éventuelle seconde vague. À ce jour, la France a perdu 26 000 personnes en raison de la Covid-19 et ce chiffre monte à 150 000 personnes pour l'Europe. Le professeur François Amblard observe : « Après avoir vu la maîtrise coréenne contre l'épidémie, j'ai assisté au désastre français. » Il estime par ailleurs qu' « il ne sert à rien de faire une enquête systématique à ce jour, car on n'a probablement détecté que 10 % des personnes positives. Inutile de chercher les chemins du virus, avec une lampe de poche qui ignore 9 patients sur 10. »

En France, le débat continue de s'enflammer autour de l'utilisation ou non du protocole du professeur Didier Raoult. Les études positives et négatives sur l'utilisation de l'hydroxychloroquine se succèdent en provoquant le désarroi dans l'opinion publique.

Dans *le Quotidien du médecin*, le docteur Claude Escarguel, microbiologiste, annonçait un « déconfinement sécurisé » en se basant sur les résultats de deux études récentes, l'une chinoises et l'autre menée dans le Grand Est sur près de 700 malades chacune. Il insistait sur l'intérêt de l'azithromycine dans la prévention des complications liées à l'infection par le coronavirus. En effet, cette molécule permet de diviser par quatre le nombre de patients nécessitant une hospitalisation en cas d'utilisation précoce, dès le début des premiers symptômes et sur une période de 10 à 14 jours, comme dans la prise en charge de toutes les pneumopathies atypiques. Cet effet préventif serait dû au blocage de la « coopération » entre le coronavirus et une bactérie opportuniste très sensible à l'azithromycine (Mycoplasma Pneumoniae). Ce dernier pourrait jouer le rôle de catalyseur en favorisant la réplication virale, mécanisme qui permet alors au virus de se disséminer sur tous les récepteurs ACE2 (très nombreux chez les obèses et les diabétiques), tout en déclenchant l'orage cytokinique à cause de son « super antigène de la protéine P1 ».

Par contre, l'association de l'azithromycine et de l'hydroxychloroquine s'avère intéressante dans la deuxième phase de la maladie avec l'effet immuno-modulateur de l'hydroxychloroquine. Ainsi, son utilisation permet d'éviter deux morts sur trois.

Selon les publications de l'IHU de Marseille et les chiffres officiels de mortalité, comparées pour 100 000 habitants entre Marseille et Lyon, le protocole du professeur Didier Raoult permettrait de sauver 50 % des patients...

Il n'aura fallu que 15 jours pour que la tourmente gagne la première puissance mondiale en basculant sous les coups de boutoir de l'infiniment petit. En raison des incohérences du président Donald Trump, de la complexité du système fédéral américain, de l'extrême contagiosité du virus, les États-Unis deviennent l'épicentre de la maladie avec plus de 75 500 décès à ce jour. Le pays semble être bloqué sur un « plateau » dont il n'arrive pas à redescendre.

La Chine annonce avoir réussi à surmonter la crise sanitaire avec un dépistage massif et un isolement si contamination. Toutefois, il existe une forte suspicion sur la véracité des chiffres fournis par les autorités chinoises.

Bruce Aylward de l'OMS s'y est rendu à la fin du mois de février : « Au fondement de ces mesures est la surveillance extrêmement proactive, afin de détecter immédiatement les cas, de procéder à des diagnostics très rapides et à un isolement immédiat des patients positifs, au traçage rigoureux et à la mise en quarantaine des contacts proches. »

Georges Gao, directeur général du centre chinois de contrôle et de prévention des maladies, a déclaré : « Ne pas porter de masque pour se protéger est une grande erreur. »

Après l'Asie, l'Europe et l'Amérique du Nord, l'Afrique se prépare à affronter cette vague épidémique mondiale. Le docteur Rebecca Moeti, directrice régionale de l'OMS pour l'Afrique, estime que « le nombre de cas augmente de façon exponentielle dans la région africaine ». Cumulant beaucoup de handicaps, dont l'insuffisance des tests de dépistage et la fragilité du système de santé, bon nombre de pays du continent africain ont opté, à leur manière, pour le traitement des malades avec le protocole du professeur Didier Raoult.

Un tel engouement pourrait s'expliquer, selon Franck Ale, épidémiologiste pour Médecins sans frontières (MSF), par le fait que « pour une maladie sans traitement spécifique, lorsqu'on a des résultats a priori positifs d'un médicament comme la chloroquine, de surcroît bien connu des praticiens de la population, [...] l'instinct de survie prime. »

Avec ses 80 lits de réanimation et ses 80 respirateurs pour 16 millions d'habitants, le Sénégal n'a pas hésité dès les premières heures, et sur près de la moitié des personnes contaminées, à utiliser ce protocole du professeur marseillais. Au cours des deux mois suivant la confirmation de l'apparition du virus, le 2 mars 2020, les autorités sanitaires sénégalaises ont officiellement déclaré 1 115 cas de contamination et 9 décès.

Le professeur Moussa Seydi, infectiologue à l'hôpital Fann de Dakar, a présenté au début du mois de mai les résultats d'une analyse « préliminaire » portant sur 181 patients. La durée médiane d'hospitalisation était de 13 jours pour les malades n'ayant reçu aucun traitement, 11 jours pour ceux ayant reçu de l'hydroxychloroquine seule, 9 pour ceux ayant reçu une association de l'hydroxychloroquine avec de l'azithromycine. Ce délai était même de 8 jours pour ceux qui avaient consulté tôt et démarré le traitement dans les 24 heures.

Lors d'une autre analyse portant sur 362 individus, des effets secondaires, non précisés, ont été observés chez 12 personnes avec un arrêt du traitement pour huit malades. Il n'y avait pas d'effets secondaires graves.

L'appel de 88 intellectuels d'Afrique dénonce le fait que les dirigeants africains reprennent « sans souci contextuel le modèle de *containment* » et des régimes d'exception adoptés par les pays du Nord. À leurs yeux, il n'est nullement question d'opposer sécurité économique et sécurité sanitaire, mais plutôt d'insister sur la nécessité pour les gouvernements africains de prendre en compte les conditions de précarité chronique vécue par la majorité de leurs populations.

La démarche du président malagasy Andry Rajoelina pourrait s'y inscrire dans une posture panafricaniste.

La lettre est un morceau de rappel de l'évidence : le continent africain doit reprendre son destin en main. Or, c'est dans les moments difficiles que des orientations nouvelles doivent être décidées et que des solutions pérennes doivent être mises en place.

Le professeur Krys Johnson, épidémiologiste à l'université Temple (USA), estimait que ce qui a fait une réelle différence pour contenir le virus, ce sont les tests : les pays qui se sont appuyés sur les tests ont vu le nombre de nouveaux cas chuter, tandis que les pays où les tests n'ont pas été mis en œuvre ont vu le nombre de cas augmenter fortement. Il a déclaré à la BBC : « La Corée du Sud a testé environ 10 000 personnes par jour, ce qui signifie qu'elle a testé plus de personnes en deux jours que l'ensemble des États-Unis en plus d'un mois. »

La Suède fait figure de cavalier seul dans une Europe quasi-totalement résignée au confinement obligatoire. Le gouvernement suédois n'a pas décrété l'état d'urgence et le pays n'a pas fermé ses frontières ni les écoles, les bureaux, les restaurants, les bibliothèques et les commerces, malgré la pandémie. Le nombre de morts par habitant se situe dans la moyenne européenne. Les Suédois ont adopté volontairement les comportements sanitaires nécessaires à la limitation de la propagation du virus. Est-ce que la Suède s'en sortira mieux que les pays qui ordonnent à leurs citoyens de se confiner sous peine de sanctions, bloquant *de facto* leur économie et plongeant une partie de la population dans une grande précarité. La seule chose qui est sûre, c'est que, pour le moment, les libertés individuelles restent préservées et qu'à court terme, l'économie comme les individus, en pâtissent moins.

Au final, je constate que les stratégies et les bilans sont contrastés selon les pays. De nombreuses questions surgissent quant à notre rapport à la nature et à l'environnement, à la mondialisation avec l'interdépendance qu'elle entraîne sur le plan économique et commercial. Chaque jour, ce coronavirus nous amène son lot de surprises et cette crise changera-t-elle durablement le rapport de nos sociétés à la vie, à la santé ou à la mort ?

La situation sanitaire s'améliore globalement en France depuis quelques semaines. Mais le combat est loin d'être terminé contre cet ennemi rebelle, imprévisible, invisible mais réel ...

12

« La liberté va redevenir enfin la règle et la contrainte constituera l'exception », déclare le Premier ministre Édouard Philippe, ce 28 mai 2020, en présentant la phase 2 du déconfinement avec de nouvelles mesures d'assouplissement.

La couleur verte couvre la carte de France et l'application mobile StopCovid est disponible depuis le 2 juin. Elle est destinée à avertir d'un éventuel contact avec une personne infectée par le coronavirus. Bien avant sa validation, elle a provoqué, légitimement, une crainte du public quant à la protection de la vie privée. Normalement, « l'historique de proximité » de l'utilisateur est constitué uniquement des identifiants des téléphones s'étant trouvés pendant 15 minutes à moins d'un mètre d'une personne diagnostiquée positive au Sars-Cov-2. Pour être efficace, il faudrait qu'elle soit téléchargée par le plus grand nombre au sein de la population française et être opérable avec les autres applications européennes au moment de l'ouverture des frontières.

La gestion des données privées reste très sensible et le risque de scandale est bien présent.

Nous disposons à présent d'un certain temps de recul pour disséquer, analyser les différentes décisions prises par les autorités pour faire face à la crise sanitaire.

Tous les soirs et le week-end, je passe mon temps à tirer des leçons à travers la lecture des avis, mais surtout de « vrais experts » et en dehors du prisme déformant des médias. D'ailleurs, cela fait longtemps que je ne regarde plus les informations à la télévision...

Dans son ouvrage intitulé *Covid : anatomie d'une crise sanitaire*[10], l'anthropologue et expert en santé publique suisse, Jean-Dominique Michel, décortique les décisions prises pour lutter contre cette pandémie virale. Il s'agit d'un des plus grands spécialistes mondiaux de santé publique avec une bonne connaissance des épidémies et des dispositifs sanitaires en place dans le monde.

Il a mis en exergue l'existence d'« un état de panique » en rapport avec « une dramatisation collective amplifiée par les réseaux sociaux et l'hyper connexion ». Il explique que cet état de panique « n'a pas aidé à prendre des décisions politiques intelligentes » et insiste sur le fait qu' « une fois qu'on a généré un état de panique [...], c'est très difficile pour nous de changer une cognition erronée ».

Il dénonce, par ailleurs, l'absence des tests de dépistage au début de l'épidémie et considère cela comme « un défaut de réaction du politique » à l'origine de l'obligation de confiner la population. « On a reproduit ce que l'on faisait au XIXe siècle, quand la science ne

10. Jean-Dominique Michel, *Covid : anatomie d'une crise sanitaire,* É Editions humenSciences, 2020

permettait pas de comprendre ce qui se passait » dit-il, en précisant que c'est « une mauvaise réponse face à la situation ». « Quand vous confinez la population, poursuit-il, vous ne permettez pas aux gens de savoir s'ils sont contagieux ou pas. Et vous enfermez des gens potentiellement contagieux avec d'autres qui ne le sont pas. »

À ce sujet d'ailleurs, Margaret Harris, porte-parole de l'OMS, a rappelé dans le quotidien australien *Sydney Morning Herald* : « Nous n'avons jamais dit d'instaurer des mesures de confinement. Nous avons dit de suivre, tracer, isoler, traiter. »

En revenant sur la polémique relative au protocole du professeur Didier Raoult, Jean-Dominique Michel déclare « qu'un scientifique aussi éminent que le professeur Raoult se soit fait traîner dans la boue, notamment par des collègues est juste spectaculaire. Même s'il a une personnalité un peu polémique, je le reconnais, quand quelqu'un avec cette compétence ouvre la bouche, la moindre des choses à faire, c'est de l'écouter. Ce débat a dégénéré en bagarre de préau d'école. »

En ce qui concerne la restriction par les autorités sanitaires de l'utilisation de l'hydroxychloroquine par les médecins, il ajoute : « Dans cette polémique, nous sommes en situation d'échec depuis le début, avec, en face, une bonne dose de mauvaise foi. Qu'un traitement soit interdit à des médecins et des patients qui le souhaitent, c'est un cas sans précédent en termes de restriction de liberté. »

En France, des menaces ont été proliférées contre des médecins par les autorités sanitaires.

Je me remémore les propos du docteur Anglade relatifs à cette interdiction qui constitue une première mondiale en la matière : un État qui interdit aux

Médecins de prescrire, de faire son métier ! Un acte de dictature sanitaire sans précédent ! On aurait aimé avoir l'appui du Conseil National de l'Ordre des Médecins dans son engagement « d'être au service des médecins dans l'intérêt des patients ».

Avons-nous respecté l'article 1111-4 du code de santé publique : « Toute personne prend, avec le professionnel de santé et compte tenu des informations et des préconisations qu'il lui fournit, les décisions concernant sa santé. Le médecin doit respecter la volonté de la personne après l'avoir informée des conséquences de ces choix. Si la volonté de la personne de refuser ou d'interrompre le traitement met sa vie en danger, le médecin doit tout mettre en œuvre pour la convaincre d'accepter les soins indispensables » ?

13

Ce mois de juin 2020 est riche en rebondissements dans la gestion de la Covid-19, et surtout sur la transparence des publications scientifiques, notamment dans des revues aussi prestigieuses que le *Lancet* et le *New England Journal of Medicine (*NEJM).

Déjà en 1998, Andrew Wakefield, un gastro-entérologue britannique avait publié dans le *Lancet* une étude établissant un lien possible entre le vaccin ROR et le syndrome autistique. La prestigieuse et vénérable revue scientifique la retirera en 2010, soit douze ans plus tard.

Le 22 mai 2020 est apparue dans cette même revue une étude retentissante sur la chloroquine et l'hydroxychloroquine, concluant à un effet nul, voire même néfaste de ces molécules sur les malades de la Covid-19 par une augmentation du risque de décès et d'arythmie cardiaque[11].

Elle a été très largement promue par les médias...

L'OMS a décidé, en conséquence, de suspendre, par précaution, l'inclusion de nouveaux patients dans les essais cliniques menés sur l'hydroxychloroquine par ses partenaires dans plusieurs pays.

En se basant sur cette étude observationnelle et avec une célérité déconcertante, les autorités françaises ont décidé de mettre un terme à son autorisation à l'hôpital par la parution d'un décret au Journal officiel et après avis du Haut Comité de santé publique et de l'Agence nationale de sécurité du médicament (ANSM).

Comment expliquer une telle précipitation de la part de ces « experts » en santé publique qui tombent ainsi dans le panneau comme des amateurs ?

En effet, il est curieux de constater qu'ils ont validé, sans réserve ni doutes et avec une célérité sans pareille, une étude observationnelle alors que celle-ci a été considérée auparavant comme étant le défaut majeur des conclusions du professeur Didier Raoult. En outre, ils ont omis de dire au public que ces constatations ne s'appliquent pas aux patients traités en ambulatoire, mais uniquement, selon l'auteur même de l'étude, aux cas graves hospitalisés.

Ils n'ont rien vu, et pourtant, cette étude a été, dès les premières heures, submergée de critiques des scientifiques du monde entier et en masse, défenseurs ou non de l'utilisation de

11. Mandeep R Mehra, Sapan S Desai, Frank Ruschitzka, Amit N Patel : Hydroxychloroquine or chloroquine with or without a macrolide for treatment of COVID-19 : a multinational registry analysis May 22, 2020

l'hydroxychloroquine. Les principales critiques portaient sur la fiabilité des données à l'origine obscure de cette étude avec ses 96 000 patients et 671 hôpitaux. Ces données ont été collectées par la société Surgisphere dirigée par Sapan Desai, quatrième auteur de l'article. Le 4 juin 2020, c'est le coup de tonnerre avec l'éclatement du scandale « The Lancet Gate ». Les trois autres auteurs ont finalement jeté l'éponge en présentant « leurs plus profondes excuses » et actant ainsi la fin de partie pour cette étude très controversée du *Lancet*. En effet, la société Surgisphere avait refusé de transférer la base de données en raison des accords de confidentialité avec ses clients.

Le *New England Journal of Medicine* a lui aussi emboité le pas en annonçant la rétractation de ces travaux réalisés par la même équipe avec les données de Surgisphere.

À ce sujet, le professeur Gilbert Deray, de la Pitié-Salpêtrière à Paris a déclaré : « C'est un immense scandale très préjudiciable à la communauté scientifique ».

De son côté, le professeur Jacques Reynes du CHU de Montpellier et coordinateur de l'essai randomisé COVIDOC déclarait au micro de midi libre que « Lundi 25 mai, j'ai reçu un mail de l'agence nationale de sécurité du médicament (ANSM), et j'ai suspendu immédiatement les essais. Si on en reste là, on n'aura pas de réponse sur l'intérêt du traitement. L'étude du Lancet est un assassinat en règle ».

La vérité n'est-elle pas que l'on ne cherche tout simplement pas à savoir l'efficacité ou non de l'hydroxychloroquine en traitement précoce et pourquoi ? Serait-ce le diaboliser afin de favoriser plus tard un autre traitement comme le Remdesivir, beaucoup plus coûteux ?

Selon Jean-Dominique Michel, « la profession médicale est achetée par l'industrie pharmaceutique, non seulement en termes de pratique de la médecine, mais aussi en termes d'enseignement et de recherche. Les institutions académiques de ce pays se permettent d'être les agents rémunérés de l'industrie pharmaceutique. Je pense que c'est honteux. »

Dans son ouvrage intitulé *Y a-t-il une erreur qu'ils n'ont pas commise ?*, le professeur Christian Perronne évoque l'union sacrée de l'incompétence et de l'arrogance dans la gestion de ce désastre sanitaire lié à la Covid-19[12]. Il y avait une sorte de déni de la réalité et une insuffisance d'anticipation de la part des autorités.

Selon lui, la France détient le record du monde de la létalité dans cette maladie (nombre de morts chez les malades infectés par le virus) avec un taux autour de 20 %. On aurait pu éviter 25 000 décès pour un pays avec un PIB de 2,707 billions de dollars USD et un PIB par habitant de 43 551 de dollars USD.

En comparaison, le Vietnam avec ses 96 millions d'habitants, un PIB de 261,64 milliards de dollars USD, un PIB par habitant de 2 740 dollars USD (15 fois moins qu'en France) affiche 0 % de taux de létalité (zéro décès) avec 342 cas confirmés !

Bien calée dans mon fauteuil, enveloppée d'une chaleur apaisante, le va-et-vient du massage et des vibrations le long de mon dos et de ma nuque finit par m'envoyer doucement dans les bras de Morphée. Mais au réveil, des questions demeurent tout au plus profond de moi en ce mois de juin 2020 :

---

12. Professeur Christian Perronne, *Y a-t-il une erreur qu'ils n'ont pas commise ?*, Editions Albin Michel , 2020.

♦ Vais-je me réveiller dans un pays suffisamment discipliné au lendemain du déconfinement dans sa phase 2 ?

♦ Allons-nous enfin avoir une réponse claire et nette sur l'efficacité ou non de l'hydroxychloroquine par un essai sérieux, avec des débats dépassionnés ou allons-nous attendre sagement (à défaut d'être autorisés à le faire) les résultats d'un essai clinique du NIH (États-Unis) visant à tester l'association entre l'hydroxychloroquine et l'azithromycine chez 2 000 patients, cette fois-ci précocement dans la forme légère ou modérée de Covid-19 ?

♦ Après des mois d'analyse à l'Institut Max Planck de Potsdam en Allemagne, y aura-t-il une efficacité des extraits d'Artemisia contre le virus Covid-19 avant de passer à l'étape des essais cliniques normalement prévus sur des patients atteints du virus aux États-Unis ?

♦ Le gouvernement va-t-il respecter et tenir sa promesse dans la protection des données de l'application mobile StopCovid ?

♦ Avons-nous imaginé un seul instant ce que pourrait être notre quotidien en l'absence du vaccin antigrippal en période hivernale ? Probablement un confinement récurrent et saisonnier avec toutes ses conséquences désastreuses !

♦ Le soutien et la reconnaissance de la population vis-à-vis des soignants seront-ils pérennes ou tomberont-ils dans l'oubli ? Et *quid* du Ségur de la santé ?

♦ Enfin, devrions-nous nous replonger dans « l'art de la guerre » de Sun Tzu ou devrions-nous prendre de bons conseils auprès des vietnamiens ?

♦ Au loin dans l'Océan Indien, le Covid-Organics par son caractère préventif et curatif, va-t-il protéger comme un bouclier la population de la Grande Ile d'une éventuelle flambée de l'épidémie et l'épargner ainsi d'une catastrophe socio-économique sans précédent ?

♦ Dans son rapport intitulé « Guérir les patients est-il un business modèle soutenable ? », la banque d'affaires Goldman Sachs répond clairement NON[13]. La recherche actuelle se concentre-t-elle sur ce qui rapporte ou sur ce qui guérit ?

♦ Devrons-nous apprendre à vivre avec ce virus à défaut de le voir disparaître et surtout, allons-nous tirer des leçons du passé ?

Le scandale du « Lancet Gate » va probablement écorcher davantage et durablement la confiance de la population vis-à-vis du monde scientifique et médical, mais aussi vis-à-vis des autorités politiques.

En utilisant l'indice de létalité nrCFR (une mesure de la qualité au fil du temps de la gestion médicale et des soins de la pandémie Covid-19 dans un pays), on observe que ce scandale d'une étude frauduleuse provoquait des conséquences décalées dans le temps de la publication (22 mai) et de la rétraction (4 juin) de l'article[14].

Ainsi, on note une augmentation puis une diminution de l'indice de létalité (nrCFR) de manière « importante » ou « probable » sur plus de 50 pays sur 99 pays étudiés. Certains de ces effets sont

---

13. www.cnbc.com/2018/04/11/goldman-asks-is-curing-patients-a-sustainable-business-model

14. Covid-19 : l'hydroxychloroquine marche épisode II « Effets stupéfiants dans 53 pays » FranceSoir-20 juillet 2020.

statistiquement significatifs faisant dire au professeur Christian Perronne : « C'est impressionnant de voir de telles conséquences dans tant de pays dans le monde, et qu'une publication frauduleuse puisse avoir un tel impact sur la santé publique. Cette analyse devrait attirer l'attention d'épidémiologistes compétents ».

Dans ce climat de méfiance généralisée, nous assistons à un monde qui bascule, qui vacille.

Allons-nous vers plus de justice, de paix ou de relations « gagnant-gagnant » dans ce nouveau monde, fruit de cette pandémie ?

Dans mon univers médical, je ne souhaite qu'une seule chose : avoir une réponse scientifique définitive et sans parti pris, sur l'efficacité ou non de l'hydroxychloroquine dans la prise en charge précoce de l'infection au coronavirus. Après, il reste le mystère d'une éventuelle deuxième vague ou d'un retour saisonnier de ce virus.

En réalité, je n'ai qu'une seule certitude : dans l'arène politique, le mensonge restera la norme. Les acteurs vont continuer à mentir par omission, par dénégation, pour maintenir un flou ou pour une raison d'État ! Même le coronavirus ne nous empêchera pas de voter pour des illusions, d'exprimer notre appartenance à un même monde idéologique !

Tant que la confiance ne règne pas au sein du drapeau de la liberté, de l'égalité et de la fraternité, on restera en permanence dans un climat suspicieux. Mais comment la gagner sans sincérité ?

Une enquête réalisée par l'institut Harris Interactive pour le Magazine Littéraire du 16 et 17 septembre 2019 montre que la franchise et la sincérité sont les principaux motifs de confiance en une personne pour les Français...

Alors, j'appelle de mes vœux à ce que la sincérité et le respect deviennent enfin la règle, et que le mensonge soit l'exception. Tant qu'on se nourrit de mensonges, on ne cueillera que des scandales !

Je ne pourrai jamais échanger le serment d'Hippocrate contre le serment d'hypocrite !

« En politique, on ne flétrit le mensonge d'hier que pour flatter le mensonge d'aujourd'hui », disait Jean Rostand. En rebelle, je me battrai pour que les choses changent, que les lignes bougent.

À PROPOS DE L'AUTEUR

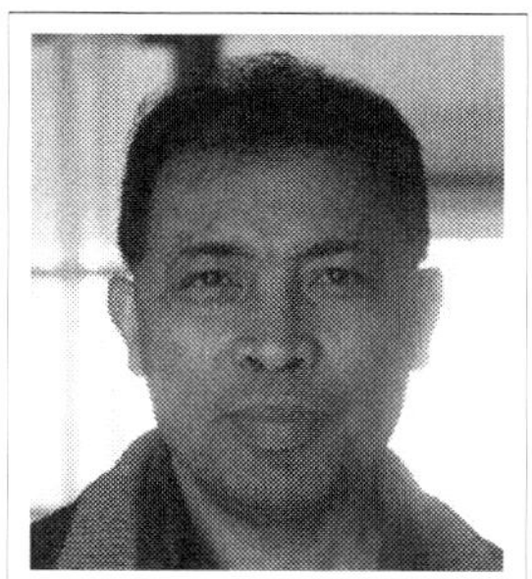

Docteur Andriamampionona Razafindramboa est Pneumologue Praticien Hospitalier.

Il est co-auteur avec Roland Barraux d'une biographie « Jean Laborde, un Gascon à Madagascar 1805-1878 » aux Editions L'Harmattan (2004), mais aussi auteur d'un roman intitulé « L'itinéraire d'un insulaire » aux Tdb Editions (2008).

TABLE DES MATIÈRES

CE LIVRE VOUS A PLU ?

Aidez l'auteur à le faire connaître en prenant une minute pour laisser un commentaire sur le site Internet de la librairie où vous avez acheté le livre.

Grâce à ces quelques mots qui font toujours plaisir, vous encouragez les écrivains indépendants mais aussi favorisez la diversité littéraire.

D'avance merci !

ISBN (livre) : 978-2-37692-231-5
ISBN (eBooks) : 978-2-37692-232-2

Dépot légal : octobre 2020

Printed by Amazon Italia Logistica S.r.l.
Torrazza Piemonte (TO), Italy

15229719R00112